医学人文素养涵育丛书

编委会名单

· 医学人文素养涵育丛书 ·

妙语仁心

——医学生人际沟通

李学旺 主 编

刘 静 倪 超 吴爱南 副主编

中国协和医科大学出版社

图书在版编目（CIP）数据

妙语仁心：医学生人际沟通／李学旺主编．—北京：中国协和医科大学出版社，2008.9

ISBN 978-7-81136-066-0

Ⅰ．妙…　Ⅱ．李…　Ⅲ．医药卫生人员-人际关系学　Ⅳ．R192

中国版本图书馆 CIP 数据核字（2008）第 121481 号

妙语仁心

——医学生人际沟通

主　　编：李学旺
责任编辑：韩　鹏

出版发行：中国协和医科大学出版社
（北京东单三条九号　邮编 100730　电话 65260378）
网　　址：www. pumcp. com
经　　销：新华书店总店北京发行所
印　　刷：北京丽源印刷厂

开　　本：700×1000 毫米　1/16 开
印　　张：13.5
字　　数：195 千字
版　　次：2008 年 9 月第一版　2008 年 9 月第一次印刷
印　　数：1—4000
定　　价：25.00 元

ISBN 978-7-81136-066-0/R·066

序　言

为表述医学与人文的书作序，更准确地说，为与医学教育相关的人文素质培养的书作序，不是一件容易的事。但当我看到这样一群为医学人才培养而耕耘于人文田园的园丁，无怨无悔地劳作，默默地奉献出他们的成果，我被深深地感动了，感动之余也想说点什么，权当这一套丛书的序吧。

这里说到的医学不仅仅是在病房、在门诊、在实验室、在课堂中感悟到的有形的医学事物，更应该是在人类社会中敬畏生命和珍重健康的医学理念之集合。这里说到的人文也不仅仅是学科分类中所表述的人文概念，还应该是与医学教育和医学实践相关的人类社会文化和传统的集成。

医学从来就不是一门单一的自然科学，而是自然科学与社会科学的有机统一。医学以科学的知识与技术探索生命的奥秘，维护健康之完美，挽救生命于危难；医学也以人文的理念与精神培育人类的良知，滋养人群的和谐，推动社会的进步。所以说，没有人文的医学不是真正的医学，没有医学的人文也不是完整的人文。

医学的本质是人与人的关怀。人与人的关怀既包括了深刻的生命与健康的科学属性，也包含了极其丰富的社会人文属性，而医学的终极价值正是敬畏生命珍重健康的人文价值理念，这一医学终极人文价值理念在汶川大地震救援中得以震撼性地展示。

医学的人文内涵是医学起源的重要组成部分。医学起源于人类文明产生而科学技术不发达的时代，人类对患病者开始关心而不再听任自然。但由于医学的生物科学技术并不发达，人们仅仅能够运用生活实践中的经验来处理疾病，更多的时候是用一种温暖的人文关怀来鼓励病人度过疾病期，甚至借助于信仰的力量来激励病者。这种医学人文关怀作为医学的内涵构成一直伴随着医学的发展过程，在祖国医学和西方现代医学发展进程中都是如此，因而也形成了内涵本质相同表现形式各具特色的医学人文精神体系。

医学的人文内涵推动了医学的进步和发展。在研究健康、认识疾病和拯救生命的实践中，医学的生物科学技术层面不断发展，医学的人文理念精神也不断积淀，甚至人文医学的发展推动了生物医学的进步。在医学发展的进程中，医学科学技术的进步使医疗效果明显提高，医学人文关怀的影响偶尔有减弱甚至淡化的征象。但是对于聪明的人类，这种情况并没有持续下去，人们很快在医学的研究和实践中意识到了人文医学与生物医学同等重要，两者都是医学不可缺少的构成部分。新的医学模式以医学文化理念为医学哲学思想基础，准确阐明了医学过程中人与人之间关怀的定位，为医学人文理念精神明确了方向，为医学科学技术发展拓展了空间，这一模式的准确表述应该是“生物－心理－社会－环境”医学模式。

医学作为生物医学和人文医学的集合，在发生和发展中充分体现了生物科学技术和人文理念精神的有机完美结合，而这正是一代代医学人在人类社会发展进程的医学研究与实践里演进和传承中完成的。所以，“有机完美的结合”、“一代代医学人”与“演进和传承”就是医学全面发展的基础，其中核心的问题就是高等医学教育医学生物科学技术和医学人文理念精神教育培养的状态和效果，这正是当前高等医学教育改革建设发展面临的必须解决的问题。

那么，如何告诉一代代医学人的后来者，怎么敬畏生命、怎么珍重健康、怎么追求真理、怎么奉献事业、怎么热爱病人、怎么适应社会、怎么塑造自己、怎么实现幸福？一句话就是如何把医学的生物要求和人文内涵、医学的终极价值观念通过教育培养过程变成医学后来者的素质构成？在医学科学技术素质培养日趋成熟的当前，医学人文理念精神培养就显得尤为重要。那么，怎么实现这一素质构成过程呢？把这样一个过程描述为“教育”不如表达为“培养”和“熏陶”更贴切。说到这里，就不能不提一提医学人文素质培养的“冰山理论”和“超市理论”。所谓“冰山理论”，提示的是一个医务工作者表现出来的素质只是其素质积淀的十分之一，要想成为一个合格的医务工作者就必去加强包括医学人文理念精神在内的综合素质积累，强调了医学人文素质培养的重要性；所谓“超市理论”，说明的是医学人文素质培养不要灌输，要建立一个医学人文素质培养元素的“超级市场”，同时启发学生医学素质增强的“消费需求”，让学生自觉地进入“市场”去选取他需要的东西，把医学人文素质教育的被动“接收”过程变成一个医学人文素质培养的主动“汲取”过程，这样就会实现医学人文理念精神培养的最高境界。

我认为，《医学人文素养涵育丛书》正是这样的“素质元素超市”的构成之一。这套丛书秉承了《中国高等医学教育标准》及《中国医学教育认证办法》中有关基本综合素质的要求，以素质的标准表述和案例分析的方式，对医学生综合素质的培养提出了要求，也提供了可能，既可以供学生阅读，也可以为教师参考。这套丛书共有5册，分别从学生的学习能力、沟通能力、领导能力、创新能力和情感控制等5个方面涉及了素质培养与提高的问题，有深度也很有新意，特别是案例分析很有启示作用，值得一读。当然，对于医学生素质培养来说，这5册书构成的只是一个小的素质库，之所以是丛书就是为了它的开放性，随着医学生人文素质培养的研究和实践，丛书的册数会不断增多，这个“素质元素超市”就会不断丰富以满足学生的需要。这套丛书是由首都医科大学、北京大学医学部、北京协和医学院、北京中医药大学四所学校的医学教育工作者经过潜心研究和辛勤劳动奉献出来的，初步搭建了医学人文素质和能力培养的框架，为医学人文素质培养的学科建设和课程建设作出了贡献。

期望这套丛书在医学教育中发挥应有的作用。

《医学人文素养涵育丛书》编委会主任
首都医科大学校长
吕兆丰
2008年7月

丛书前言

在中国传统文化中，“人文”概念起源于传播《周易》思想的《易传》。《易传》的《贲·象传》里有一句话：“刚柔交错，天文也。文明以止，人文也。观乎天文，以察时变；观乎人文，以化天下”，魏晋时代王弼强调“止物不以威武，而以文明，人之文也”。在古代，“人文”的主要含义是通过教化使得社会和谐，建立有序的理想文明社会。

科学的发展，特别是现代高科技的发展，使得整个社会发生了巨变。在科技给人类带来便利、舒适、快捷的同时，也给人们的思想、精神带来了很多问题。人的主体性、能动性被高科技发展所制约，对高科技的依赖，甚至使人沦为机器的奴隶。当人类走入新的世纪，信息科技时代扑面而来，人类对高科技的依赖，对信息网络的依赖使得“工具理性”越来越占据重要的地位。

这正是人类所面临的新的危机，哲学意义上的“异化”大致源于此。20世纪后半期，面临科技发展带来的问题，西方掀起了新人文主义的思潮，人文的文化与科学的文化被提高到了同等重要的地位。随着人文研究的深入，全世界的高等学府更多地将目光集中到东方，试图从东方特别是中国的传统文化和历史中谋得良方。

其实，今天的教育所讲的“人文”与我国古代的“人文”同出一源，不过范围更见其广，内涵更见其深。从唐代韩愈的“传道、授业、解惑”，到今天世界各国高等教育所倡导的“通识教育、专业知识、人文素养”，都更加强调教育对人文素养的涵育功能。“传道、解惑”、“通识、人文”更加强调了相对于“授业、专业知识”的重要地位。实质上，人文素质教育的重点是精神成人，即在价值根基上习得做人的道理，内化为德行，进而规范行为，提升心灵，这才是人文素质教育的真正内核。正如蔡元培所说“教育者，养成人格之事业也。使仅仅灌注知识、练习技能之作用，而不贯之以理想，则是机械之教育，非所以施于人类也”。

医学教育亦如此。医学是以人、人的生命、人的健康为研究、服务对象的，其本质为“人性化的医疗”，因此，从一开始医学就是一门与人文社会科学相统一的自然科学。孙思邈的“精诚合一”、希波克拉底的“德术合一”都是对这种结合的最好概括。关于医学与人文之间的密切联系，医学职业本身浓厚的人文特性，论述文章已汗牛充栋。人文素养之于医学生、人文精神之于医学职业，就像鱼之于水，火之于柴。缘于此，医学人才培养须专业知识、临床技能、人文素养三驾马车共驭前行，不可有任何偏倚。

医学生人文素质教育以人文学科为主要内容，但人文素质教育不等于人文知识教育。人文素质教育不仅仅是人文知识的灌输，更是人文学科内涵的价值——人文精神向个体身心的内化。因此，医学生人文素质培养既有赖于医学院校人文课程体系的建设，更要突出能力培养和实践环节，使学生通过知识学习、能力培养和实践体验加强人文素养的内化，努力促进学生人文素质的拓展。

本套丛书应医学教育改革大潮之呼唤，为成就医学生强烈成才需求之心愿，以医学生为未来医学主体的成功者之要求，凝聚了北京优质医学人文教育资源，由老、中、青三代医学教育专家的心血汇聚而成。在深入研究国际医学教育标准和国内医学教育现状基础上，在各高等医学院校人文教育核心课程不断完善的基础上，从医学生能力培养入手，编写了《医学人文素养涵育丛书》。丛书为开放性读本，《化茧成蝶——医学生学习之路》，《知情达意——医学生情绪管理》，《妙语仁心——医学生人际沟通》，《点石成金——医学生创新思维》，《星级智慧——医学生领导力》五本书先期出版，随着研究和实践的不断深入，丛书将得到不断的丰富。

《化茧成蝶——医学生学习之路》从医学人才培养目标出发，从对教育教学大纲的深入学习分析入手，从学习者角度解读医学学习过程的艰辛与欢乐，在每一个学习节点辅之以医学教育专家的点评和学生的学习心得，是医学生认识学习，学会学习的良师益友。

《知情达意——医学生情绪管理》针对大学期间医学生面对的种种心理和情绪困惑，以“吹皱一池春水”的“和风”式的语言，娓娓道来破解情绪难题的“锦囊妙计”，是医学生心理成长过程中不可或缺的枕边书、手中卷。

《妙语仁心——医学生人际沟通》切中医患沟通中的重点难点，关爱病人，关心医者，在人际沟通理论的支持下，结合各位作者多年医学实践的经验和成功的医患沟通范例，向医学生指出了和谐医患关系、完美医患沟通的必由之路。

创新是今天社会一个出现频率极高的词汇。《点石成金——医学生创新思维》向医学生展示了多彩的创新之路，医学的生命力在于创新，作为未来成功医学大家的医学生，经过刻苦的训练、严谨的继承、寂寞的探究，必将获得批判的智慧和创新的思维。

世界卫生组织明确要求：21 世纪的医生，应是优秀的卫生管理人才。无论面对社区的管理还是病区的管理，抑或是一个医疗团队，都需要医学生具备较强的领导力，从而在医疗过程中发挥重要的影响作用。《星级智慧——医学生领导力》是对未来星级医生智慧的挑战。

本套丛书力求从医学生实际需求出发，从医学人文素质培养入手，贴近学生学习生活实际，达到注重教育实效，增强可读性和实用性的目的，丛书在写作中采取轻说教，重案例，轻灌输，重启发的原则，用大量丰富翔实的案例和生动优美的语言向医学生展示了人文素质培养的必由之路。相信此套丛书的出版必将带动医学人文教育的繁荣，必将成就更多成功的医学人家。

由衷感谢在写作过程中给我们以启迪并用以支持书中观点的所有引文作者和编者。

由衷感谢所有为丛书付出心血的编委会专家、每一位作者和所有未来的读者。

刘　芳　李义庭

于2008年初夏

目　录

第一章 身无彩凤双飞翼，心有灵犀一点通——沟通概论

美国石油大亨洛克菲勒曾经说过：“假如人际沟通能力也是同糖和咖啡一样的商品的话，我愿意付出太阳底下任何东西都珍贵的价格来购买这种能力。”的确，沟通在人们的生产活动和社会活动中无不发挥着重要的作用。沟通是我们做所有事情的中心，沟通是事业成功的基础，沟通也是身心健康的良好保证。沟通伴随着人的一生，它无处不在，无时不在，已经渗透到人类生活的每一个角落。所以我们必须正确理解沟通，掌握沟通的技巧，才能在生活和事业中取得成功。

第一节 百闻不如一见——什么是沟通

一、沟通的含义

沟通（communication），是指信息的交流，意义较为广泛，主要是指传递和接受信息。沟通双方互为信息的发送者和接收者，相互传递形成一个不断循环的过程。

现代意义上的沟通是指个人、组织、社会之间的信息传递、接收、交流、分享和双向交流的过程。在信息社会，人们每天都在进行信息沟通，也都在接收沟通信息。沟通已经成为人们日常生活中重要的组成部分。

沟通有以下四层含义：

（一）沟通是传递信息　沟通是将有意义的信息传达给既定对象，否则就不存在沟通。沟通的信息很多，在沟通过程中，人们相互之间不仅传递信息，还伴随一些赞扬、否定等感情的流露，并提出自己的观点、想法、意见等。

因此，沟通传递的信息可分为：

1. 语言信息　指口头和书面语言。语言能充分表达事实和个人态度，也是我们最好也是最常用的沟通工具。

2. 非语言信息　指沟通者所传达的一种情感，包括肢体语言。有时候，一个会心的微笑、一个理解的眼神、一个友好的握手甚至一个热情地拥抱就可以帮我们打开沟通之门。

（二）对于信息发送者来说，沟通所传递的信息需要被充分理解　接收者感知到的信息和发送者发出的信息吻合，才能构成有效的沟通。因为，在信息传递过程中，是通过一些语言、文字，甚至符号进行传递的。由于每个人对同一语言或者同一符号的理解不尽相同，因而不能保证对所传的信息完全理解。比如，对于一个农民患者，医生就会选用比较生活化平实的语言来交待病情，使患者能充分理解。但若换作一个知识分子患者，如果医生还用生活化的口语来交待病情，知识分子患者有可能很难理解，甚至还会对医生的专业素养产生怀疑。

（三）有效的沟通并非是沟通双方达成一致意见，而是准确的理解信息的含义　有效沟通并不是使对方接受自己的观点。事实上，有时我们已经明确理解对方说话的含义，但不一定完全同意对方的观点。沟通双方能否达成一致的意见，能否接受对方的观点，往往与很多因素有关，如双方的利益是否一致、世界观、价值观是否相似等。因此，接收者是否准确理解信息的含义是沟通成功的关键。

（四）沟通是通过信息传递、互动地形成反馈的过程　虽然我们每天都在进行着沟通，但不一定都是一个成功的沟通者。因为沟根据划分标准的不同，可以将沟通划分为很多种类型，如自身沟通与人际沟通；语言沟通与非语言沟通；以及告知型沟通、征询型沟通和说服型沟通等。

通并不是一种单向活动，它需要沟通的双方进行信息互动并且反馈。沟通的目的在于得到合理的结果。例如社区内居民沟通美化社区的主题，有效沟通的响应是社区各户门前、阳台上堆积的杂物被清除干净，换上去的是花红叶绿、苍翠古意的花草树木，再也不见恶心杂乱。因此有效地沟通除了思想的交流互动外，必定要产生预期的回应。假如没有产生预期的结果，接收者并未对所发出的信息做出反馈，就不能形成沟通。

二、沟通的类型

根据划分标准的不同，可以将沟通划分为很多种类型，如自身沟通与人际沟通；语言沟通与非语言沟通；以及告知型沟通、征询型沟通和说服型沟通等。

（一）自身沟通与人际沟通　根据沟通对象将沟通分为自身沟通和人际沟通。

1. 自身沟通　自身沟通是发生在我们自身内部的沟通，它包括思想、情感和看待自己的方式。虽然在自身沟通中，你不用直接与他人接触，但你的经验决定你如何与自己“交谈”。

由于自身沟通是以自我为中心的，所以发送者也是接收者。此类信息是由思想和情感构成的；大脑是渠道，它对你的所想所感进行加工。这样，你对自我发送的信息也会有反馈，你可能因此抛弃某些想法或用其他的想法取而代之。

对医务人员来说，自身沟通是调节自己情绪的重要方式。他们每天都要接触各种各样的患者，难免有委屈的时候，这时如何调节自己的情绪，能否以正常的情绪投入工作就成了一个非常重要的问题。曾经有个医师在晚上接诊了一个斗殴致伤的患者，处理完以后让患者交费，患者丢下50元要走，医师不同意，患者于是大骂医师乱收费、没医德，并强行冲出医院，该医师光手术材料就用去100多元，憋了一肚子火。第二天上班时，有个患者没来得及挂号就急着要看病，该医生气冲冲的说：“不挂号就别看病。”患者随口说：“真没医德，”该医师一听火冒三丈，脱了白大衣就要冲出去找患者理论，幸亏同事及时拦住。否则，这位医师不仅耽误了工作，又有损医疗工作者的形象，得不偿失。从这个例子中我们可以看出对于医务工作者而言，具备自身沟通的能力是十分重要的。我们必须经常通过与自己对话，调节情绪，才能避免将不良情绪带人对下一位患者的治疗工作中。

2. 人际沟通　人际沟通是在一对一的基础上进行的沟通。这种沟通绝大多数发生在两个人之间，有时可能也包括两个以上的人。

人际沟通利用了沟通过程的所有要素。在交谈时，每个人都表现为发送-接收者，他们的信息由语言和非语言符号组成，使用最多的渠道是视觉和声音。因为人际沟通是在两个人（或几个人）之间，所以反馈的机会最多。外部噪音干扰是最少的，因为每个人都能发现对方是否困惑不解，交谈者有很多机会来检验信息是否被正确地理解。人际沟通通常发生在非正式的、舒适的环境中。换而言之，非正式的、舒适的环境有利于人际沟通。所以，现在很多医院在诊室的布置上已经开始注意这方面的问题，用清新的绿色和粉色墙壁来营造轻松舒适的气氛，还在诊室和走廊挂上风景画，不仅为患者就医增加了舒适度，也为医务人员和患者沟通的创造了良好环境。

（二）语言沟通与非语言沟通

1. 语言沟通　一般说，只顾埋头工作而很少说话的医生，是不大受患者欢迎的。在一些国家，医生把自己开诊的时间叫做“谈话时间”，这也体现了医生说话的重要性。有人说，医生要善于使用鼓励的语言、安慰的语言，但这还不全面。从内涵上讲，医生应善于体谅病人和家属的心情，从而相应得使用合适的语言来进行沟通。

语言沟通是建立在语言文字的基础上，又可细分为口头沟通和书面沟通两种方式。

(1) 口头沟通　口头沟通是指采用口头语言的形式进行沟通，它是人们最常使用的交流方式。包括说话、聆听、交谈、演讲、正式的一对一讨论或小组讨论、非正式的讨论以及传闻或小道消息传播等。口头沟通一般具有亲切、反馈快、弹性大、双向性和不可备查性等特点。最常见的口头沟通有说话、聆听、交谈和演讲。

1）说话　是发送者把信息传递给接收者并让其理解的过程。

2）聆听　是指在沟通过程中接收发送者以口头方式传递的信息。

3）交谈　是指谈话双方（不仅限于两人）主要以面对面的方

式进行信息交换的过程，它是一种双向交流的互动过程。

4）演讲　是沟通者面对听众就某一个问题以口头语言为主要形式，非语言因素（如身体语言）为辅助形式，系统阐述自己观点和主张的真实性社会活动。

说话和聆听是沟通技巧的重要组成部分，两者相辅相成。交谈则综合了听和说两种沟通技巧。那么对于医学生而言，我们在医疗工作中使用口头语言沟通需要注意哪些方面呢?

1）由于长期从事医疗专业工作，有许多专业名词都已经变成医务人员的口头语。有时医务人员自己认为非常自然的谈话，对患者来说可能是无法理解的。因此医务人员要随时随地注意自己讲话的用词，并观察患者的反应，发现患者在理解上出现问题，就马上加以解释。

2）在与患者交谈的过程中，尽量不要使用带有强烈个性化的词语。如不要说“这个牙齿今天要做根管治疗”，应该说：“我今天给你这个牙齿做根管治疗，好吗?”两种表达方式，前者显然缺乏令人感到温馨的人情味。而且，在谈论患者的病情时，应该尽量避免使用“不!”、“不能!”、“不行!”等消极的字词，而要在所有的谈话中使用积极的字词。专家们发现：80%的信息丢失源于害怕、气愤、焦虑；一个负面的影响需要三个正面的信息才能抵消。所以必须在整个沟通过程中设法增强患者的信心，调动患者的积极性。

“谢谢”、“对不起”、“请”是使用频率最高的礼貌用语。道谢时应注视被谢方，注意对方的反应。对他人的道谢，应该给予答谢，如“没什么”、“别客气”、“应该的”。“对不起”三个字是调和双方紧张关系的灵丹妙药。道歉必须诚心诚意，不要怕丢面子，不要怕吃亏。道歉应该及时，而且是越早越好，不要犹豫不决。道歉时切忌先辩解，开脱自己，逃避责任。就算辩解中有合理的成分，也会使对方产生反感。“请”字是自然地降低自己的位置，提高对方位置的最好办法。有了“请”字，表明你没有凌驾他人之上的意思。同时显得你分外有教养，使得对方很乐意为你排忧解难。

3）特别要强调的是，医务人员在患者面前谈论与患者无关的事情（如职称晋升、继续教育、内部的人事关系等）会令患者非常不高兴，应该杜绝这样的事情发生。患者会认为医务人员对他们的痛苦熟视无睹，只关心自己的切身利益，缺乏最基本的爱心。在患者有痛苦的表现时，应该用安慰、同情、鼓励的语言，千万不要在这个时候使用轻松逗笑的言语。这种情况处理不好，常常会因此而激怒患者，引起纠纷。

4）诊治过程中，患者的情况千变万化，发生意想不到的情况也是常有的，这时绝对不能够在言语中流露出紧张、慌乱、没有信心的情绪。医务人员的信心和冷静会大大增强患者对疾病治疗的乐观情绪，患者心理因素的改善，也会带来意想不到的效果。诊治过程中，医生对其他医务人员的用语也会给患者留下深刻印象，所以医生应该自觉地不时向医疗助手（下级医生、护士等）表示感谢、肯定、赞许。

5）医生应该鼓励其医疗助手与患者交谈，尤其是在医生集中精神做某件事情（如观看分析X线照片、记录病历）的时候，医疗助手可以与患者聊点家常的事情，讲讲健康、保健方面的知识。患者多对医生有着敬畏心态，所以他们在与其医疗助手交谈时往往比较放松，他们之间更加容易建立起友好的关系。

最后要强调的是，语言性沟通中必须注意对患者隐私权的尊重。千万不要在医院外谈论关于患者的病情或他们在医院内的表现，也不要在有非医院医务人员在场的情况下谈论患者的情况。

（2）书面沟通　书面沟通是指利用语言文字的形式进行沟通，一般比较正式、准确、具有权威性、同时具有备查功能。书面沟通包括阅读、写作、备忘录、信件、合同、协议、通知、布告、组织内发行的期刊、布告栏等一切传递和接收书面文字或符号的手段，其中最常见的是阅读和写作。

1）阅读　指人们充分利用眼睛和大脑，从纷繁复杂的信息源中获取所需知识的过程。阅读时人们认识周围世界的途径之一，也是吸收知识的手段之一。

2）写作　是一种通过文字形式实现沟通的重要手段，其通过文章等书面语言，达到发送信息、表达观点、澄清事实、说服他人和交流感情的目的。

2. 非语言沟通　非语言沟通是以肢体语言（非语言行为）作为载体，即通过人的目光、表情、动作和空间距离等来进行人与人之间的信息交流。有研究认为，高达93%的沟通是非语言的，其中55%是通过面部表情、形体姿态和手势等传递，38%通过音调传递。

非语言沟通在人与人之间的信息交往中所占比例如此之大，因此多掌握一些非语言沟通的知识，理解它如何发挥作用，从而更好地利用它去进行沟通是非常必要的。

（1）辅助语言　辅助语言是由伴随着口头语言的有声暗示组成的，它包括像语速、音调、音量和音质，这些声音特点。当这些因素中的任何一个或全部被加到词语中时，它们能够修正词语的含义。实际上，词语表达方式不同所体现出的含义，甚至比词语本身所体现的含义还要多。

（2）形体动作　形体动作也被称为形体语言，对应着大量的非语言信息。通常把形体动作分成五类：象征性动作、说明性动作、调整性动作、情感表露和调适性动作。

象征性动作：象征性动作是指直接与词语解释有关的形体动作。沿途搭车的旅行者握拳而伸出拇指是“我要搭车”的象征，伸开手掌而拇指和示指连到一起成环状可被解释成“OK”。象征性动作经常在用词语表达仍不够表达内心语言的时候使用。比如某人为你做了一件你一直想做而没有做到的事时，你可以对他竖起大拇指，这时既可理解为他很能干，也可以理解你觉得他很棒，还可以理解为你很佩服他或其他一些称赞的内容。

说明性动作：说明性动作可以加重和强调词语的含义。如果某人问你的衣箱有多大，你或许会同时用词语描述它并用手势去说明它的尺寸。说明性动作有助于使沟通更加准确。然而，要注意的是，并不是所有的说明性动作都是手势，也可以是表情或其他肢体语言。

调整性动作：调整性动作控制说和听的流畅性，它包括点头、手势、变换姿势和其他标明开始和结束的形体动作。当你说话时，对方可能略微转开，这或许表明对方不喜欢听或不愿意继续交谈下去。

情感表露：情感表露是通过面部和形体动作来展示情感的激烈程度。如果你走进教授的办公室，教授说：“我可以看出你心情好。”他在对你表露出的有关非语言情感做出反应。如果你靠近患者，患者不自主地皱起眉头，可能你身上有他不喜欢的气味，或者患者不喜欢你靠得太近。

患者会时常仔细观察医务人员的面部表情，特别是当他们想寻求帮助时。因此，医务人员应意识到自己展示在患者面前的表情，并尽可能地去控制一些会给患者造成伤害的非语言表情，如不喜欢、厌恶和敌意等等。

当前，社会上都在提倡“微笑服务”，那么微笑服务是否也适用于医生？一般说来，医院的医务人员都应该保持自然微笑。美国希尔顿酒店总公司董事长康纳希尔的经营管理秘诀就是“微笑”。他在50多年的职业生涯中，不停地到世界各国的希尔顿酒店视察，视察中他最常问下级的一句话是：“你今天对客人微笑了没有？”微笑可以缩短双方的距离，给对方留下美好的心理感受，从而形成融洽的交往氛围。但是，这个问题也不能一概而论，医务人员并非在任何情况下都要微笑，因为医生的服务和其他服务是有所不同的。你到饭馆要一种菜肴，服务人员微笑着回答：很抱歉，这种菜卖光了。假如患者急需一种药医院没有，或者患者经抢救无效死亡了，医生就没有任何理由笑。在患者疼痛难忍、受到大的创伤、或因病不治时，医务人员对患者或其家属表达适度的同情，与患者同喜同悲，还是很有必要的。相反，一个曾被怀疑为恶性肿瘤的患者，最后被查明为良性，那时医生不仅可以微笑，即使开怀大笑也无不可。关键是，医生要体现出与患者休戚相关，同呼吸共命运的关系，而不是简单地讨论接待患者时应该笑或是不笑。重要的是，要了解患者的心理情绪，是顾虑重重还是麻痹大意。对前者应当微笑，对后者则表情一定要严肃，其目的是使患者既加以重视，又不丧失信心。

调适性动作：调适性动作是根据沟通情景做出调整的非语言方式。人们在某种情形中感到紧张或不舒服时经常使用调适动作。我们可能摆弄身上戴着的首饰，敲桌子，或在座位上不停地挪动。每一种都是调适性动作，即帮助我们应付所面对情况的一种方式。尽管我们都使用调适性动作，但除非有人指出，否则我们意识不到它。

（3）眼睛中的信息　我们都用眼睛传递很多信息，虽然没有感觉到眼睛的运动，但我们用眼睛传递范围广泛的信息，比如对他人的兴趣，在课堂上的厌烦或在得到了想要的礼物时的兴奋。俗话说，眼睛是心灵的窗户，这是我们不能忘记的至理名言。记住，永远别低估眼睛中的信息。有些眼神意味着喜欢，有些眼神意味着恫吓，有些意味着乞求，而另外一些可能表示畏惧。

恰当地运用眼神，能调节医务人员和患者双方的心理距离，如在巡视病房时，尽管不可能每个床位都走到，但以眼神环顾每位患者，能使之感到自己没有被冷落；当患者向你诉说时，不应左顾右盼，而应凝神聆听，患者才能意识到自己被重视、被尊重。

（4）吸引力　对谁有吸引力的认定在不同文化之间是相同的。有些调查研究还发现，有吸引力的人与没有吸引力的人相比，前者从他人那里得到的反应更积极，生活更轻松。有吸引力的女性约会多，在大学中得分高，更容易说服男性，并且得到的法律惩罚也较轻。被认为有吸引力的男人或女人也被认为更敏感、善良、强健、好交际和有趣。在工作中，吸引力使人在很多方面受益，包括找到工作和得到较高的起始薪水。

关于吸引力的研究目前还没有详细的报道。有些具有吸引力的因素，比如长相、身材、皮肤情况等等，是我们不能控制的，但是发型、面部美容、化妆、衣着、颜色搭配所有这些都是我们能控制的要素，而它们都能使我们更有吸引力。

（5）服装　因为服装会使人们对其主人产生非常强烈和直观的印象，所以它对非语言沟通是极其重要的。通过选择特定的服装，穿着者可以来表明自己的品味和生活态度。

旁观者不仅对服装本身做出反应，也对服装所反映出的穿着者的地位、归属、遵循的规范和信奉的内容做出反应。一般说来，服装可分成4类：制服、职业装、休闲服和化装服，每一种的含义都略有不同。

医务人员的个人形象应该给患者留下良好的印象。在医院内，所有的人最好都穿固定样式和颜色的工作服，工作服应该在任何时候都保持干净整洁，这是医院专业氛围的具体反映。工作服最好没有领子，领口不宜太大、太低，胸前不宜有口袋，以免临床操作不便。休闲式服装，如T恤、牛仔裤、运动鞋等，当然不适宜在工作时间穿着。如男士不应该在医院内穿短裤和凉鞋；裤子、鞋子和袜子的颜色应该相匹配，有些男士穿黑色鞋和白色袜子，显得有些不自然，最简单易行的方法是黑色皮鞋配灰色、深蓝色或黑色的袜子；裤子长度要足够，吊在脚踝上方或坐下来露出袜子以上的下肢，都是不适当的。女士在工作时间也要比较庄重，应该尽量穿长裤，穿裙子时裙子的下摆不应露出白大衣外；鞋子的后跟不要过高，不要露出脚趾和后跟；鞋子应该保持清洁，闪亮的皮鞋会给患者留下良好的专业形象。

现在，人们的生活水平日益提高，使用香水的人也越来越多。正确和适当地使用香水，不但可以产生良好的自我感觉，还可以为我们增加魅力。至于使用哪一种香水，完全是个人的意愿，也可以体现这个人的品味。在医院内是否使用香水，目前的看法见仁见智。不过即使使用香水，也应该只使用比较清淡的香型，浓烈的香水是不适宜在医院内使用的。如果缺乏这方面的知识，掌握不好这个度，最好不要使用，至少不提倡使用，否则会弄巧成拙。

（6）空间和距离　有关空间和距离的研究，也称为空间关系学，涉及使用周围空间的方式，以及坐或站时与他人应保持的距离。我们都会画出特定的空间作为自己的领地，并把领地视为暂时或永久属于自己的空间。绝大多数人有自认为属于自己的领地，他人只有得到自己的允许才能进入。根据他人利用自身及我们的空间的方式，我们可以判断出他们怎样看待我们，以及如何做出反应。

通常我们在自己周围设计了一个无形的距离圈，并根据我们和别人的相互关系来保持这种距离。一般说来距离圈包括以下内容。

亲密距离：在亲密距离范围内，人们直接相互接触，或者相距不超过0.5米。母亲和婴儿，在恋爱关系中的男女以及亲密的朋友之间，通常就保持着亲密距离。当无权进入亲密距离的人进入这个范围时，我们会感到不安。这时，我们通过忽视对方的存在或不与对方进行目光接触来应付这种情况。用这种方式，我们即使不能在身体上，也能在心理上保护自己的亲密距离不受侵犯，比如在拥挤的公共汽车上就属于这种情况。

人际距离：在人际距离范围内，人们相互距离在0.5~1.5米之间，这是我们在进行非正式的个人交谈时最经常保持的距离。如果我们移到0.5米之内，对方或许会后退；如果把距离移到1.5米之外，就有交谈被外人无意间听到的感觉，进行交谈将会很困难。医务人员和患者的沟通常用的就是这个距离。

社会距离：当对别人不很熟悉时，最有可能保持一种社会距离，即1.5~3.0米的距离，非个人事务、社交性聚会和访谈都是利用社会距离的例子。每当我们利用社会距离时，相互影响都变得更为正规。你曾经注意过重要人物的办公桌大小吗？它大到足以使来访者保持恰当的社会距离。在医院里，比如医疗投诉时，利用这种距离会使谈话变得更正式。

公共距离：公共距离，即一种超过3.0米的距离，通常被用在公共演讲中。在这种情况下，人们说话声音更大，手势更夸张。这种距离上的沟通更正式，同时人们互相影响的机会极少。医务人员为患者进行讲座或科普教育时采用的就是这种距离。

空间与距离已成为亲密程度的一种标志。在观察人们自己与他人之间保持的距离时，我们能发现哪些人处于密切的关系中。当与他人比较熟悉时，我们被允许进入他们的私人空间。一对夫妇经常处在亲密距离之内，然而，如果婚姻存在问题，夫妇间的大量沟通是在人际距离上进行的。如果他们开始协商离婚，他们之间绝大多数的谈判则是在社会距离上进行的。

除了亲密程度外，空间的利用也表明地位，这样空间与距离成为地位的一种标志。总经理、大学校长和政府官员都有带豪华窗户和精制家俱的大办公室，而他们的秘书和辅助人员却在较小的空间里，而且通常是许多人共同使用。

（7）触摸　相互靠得越近，就越增加相互触摸的可能性。我们都熟悉在亲密的情景中触摸的使用。我们亲吻婴儿，拉着爱人的手，以及拥抱家庭成员等。触摸对人际关系无疑是非常重要的。但不认识的人相互接触时，一个人的触摸受一系列严格的社会规则支配。在密切的相互关系中，人们使用热情的友谊触摸，这种触摸包括朋友间的拥抱。在更为密切的关系中，亲密的爱意触摸是普遍的。父母触摸自己的孩子，相爱的人之间以及夫妇之间的相互亲吻等。不同类型的触摸传递不同相互关系的信息，相互关系越密切，触摸就越亲密和频繁。我们通常可以从人们相互的触摸来发现他们拥有什么样的关系及亲密程度。

触摸受性别、年龄和文化等因素的影响，因此医务人员必须明白，触摸是一种容易被误解的沟通方式。通常情况下，医务人员触摸同龄的患者时一定要审慎，因为在这种情况下最容易引起误解，稍不留意就有占人便宜之嫌。但是，并不是说触摸就一定不能采用，不过触摸的部位却有讲究，如果患者紧张不安时，可以轻拍患者的肩部或触摸患者的手背。在专业范围内，审慎地、有选择地使用触摸对沟通是有促进作用的。例如，对一个临终的患者，当任何语言已经不再有意义的时候，温暖的触摸就能把医务人员的关心传递给患者。

（8）时间　人们似乎分成两类，即总是准时的人和总是迟到的人。我们可以利用时间去产生心理上的效应。如果你与一个不很熟悉的人约会，你或许不会太早到达，因为那样可能显得太急切。对时间的控制是非语言沟通的一种重要形式。

时间经常与地位相联系，地位越高，对时间的控制力就越强。对于什么时间交作业和考试在什么时间进行，学生们是没得选择的。如果你想发现在社会中谁最有地位，就去看谁等谁。但要注意的是，时间在不同文化中有很大的区别。在有些西方国家，守时是很重要的品德，是对他人和自己的尊重，因为浪费他人的时间无异于谋财害命；而在一些东方国家，你不必太准时，如果约你八点吃饭，你最好八点半才去，否则主人可能根本就没有准备好，你要准时去了，反而会使主人很尴尬。

除了上面所讲之外，对于医学生来说，非语言性沟通中另一个很重要的因素是体贴关怀。

先讲一个故事：有一位患者多年来不管是大病小病，都去找内科的某个医师，有时即使不是内科疾病，也非先征求他的意见不可，或请他介绍一个医师。奇怪的是他们两人并不是朋友。原来十多年前的一个冬天，这位患者带人去医院看病，正好看见这个医师在给一个小孩做检查，当时医院条件不好，没有暖气，很冷。他看见这位医师一边和孩子的妈妈说着什么，一边使劲搓自己的双手，然后又搓手里的听诊器，开始他没明白这个医师要干什么，只是想这个医师可能太怕冷了。后来他看见这位医师把听诊器和手放在自己的脖子上按了按，然后将小孩后背的衣服掀起一点来，把听诊器放了进去。当时他明白了医生这么做是怕自己的手和听诊器冻着小孩，感动得不得了。他说：“能够这么为患者着想的医生，请他看病心里踏实！”从这个小故事中，可以看出关怀体贴在医务工作者与患者沟通中的重要价值。

其实在医院里，我们在很多方面都可以体现出这种关怀体贴。例如患者就诊时，医务人员对患者所坐的凳子要有足够的重视。比如，冬天比较冷时，可在凳子上放上棉垫；儿科的凳子应较矮；心内科、老年病科的凳子最好有靠背；口腔科牙椅右侧扶手最好拆看起来非语言沟通都是由一些无足轻重的小细节组成，可是正是这些小细节成就了医务工作者与患者之间的良好的医患关系，为我们顺利的开展工作，帮助患者恢复健康奠定了坚实的人际基础。

除；急诊科最好常备躺椅，患者可以随时躺下。医务人员的坐位也有讲究，冬天比较冷时，医务人员应坐在靠门口的位置，患者坐在室内靠暖气的地方；夏天比较热，医务人员应坐在室内，患者坐在靠门口或靠近空调比较凉爽处。总之，需要注意的一条原则就是：一切以患者为中心。

而在检查或治疗前，医务人员应将要做的检查或治疗预先告诉患者，让患者有个心理准备，切不可上来就动手，把患者吓一大跳。比如口腔医师在诊治前，应该请患者将眼镜摘下来，把口红擦掉，这时患者就知道医师要开始检查了。如果诊治时间比较长，应该在患者的唇部涂上凡士林，防止过分干燥；操作过程中也要有间歇时间，让患者活动活动下颌关节。口腔护士在使用强吸管和吸唾管的时候要注意它们的位置、方向和角度，千万不要让强吸管管口碰到颊粘膜或舌头。

医师检查或治疗结束后，应尽量协助患者整理好衣裤，待患者收拾妥当时再带患者离开检查室或治疗室，千万不要患者还敞胸露怀时就打开检查室或治疗室的门，急不可待地叫下一个患者。如果是口腔科患者，治疗结束后应提供口感比较好的漱口水让患者漱口，提供纸巾给患者擦脸，为整个诊治画上一个圆满的句号。

而且我们还应当注意的是，在患者检查或治疗结束后，不要让患者自己离开诊室，而应该由护士将患者带到候诊室结帐预约。如果患者是儿童，则最好由医生亲自把他们送出来，以示重视，同时也可以更加清楚地将病情和注意事项告诉病童的父母。如果患者的亲友比较紧张，顾虑比较多，医生也应该在诊治结束后亲自陪同患者到候诊室，回答他们的问题，使他们放心。

看起来非语言沟通都是由一些无足轻重的小细节组成，可是正是这些小细节成就了医务工作者与患者之间的良好的医患关系，为我们顺利的开展工作，帮助患者恢复健康奠定了坚实的人际基础。

3．非语言沟通和语言沟通的区别　语言沟通和非语言沟通存在着 7 个方面的重要区别，包括环境、反馈、连续性、渠道、控制、结构和掌握。

（1）环境　与语言沟通相反，当不能或不方便直接与人接触时，非语言沟通也能发生。这种沟通也许是一个眼神、一个手势，或者一个其他的身体语言。在一个比较正式的场合，当沟通双方地位相差较大，或不便于说话时，非语言沟通就能发挥作用。

同时，我们所选择的沟通环境也能说明有关自己的一些内容。诸如你的爱好、性格、修养和学识等都可以通过你所选择的环境表露出来。举例来说，有较高学识及地位的人一般不会去露天的、可以把鞋子脱在一边的大排挡吃饭，而只会选择比较高档的饭店；一个热衷于保护野生动物的人士绝不会带你去吃野味。

（2）反馈　我们可以给予他人的语言或非语言信息以大量的非语言反馈。通过微笑和点头来表示对别人说的内容感兴趣，通过坐立不安或频频看手表来表示缺乏兴趣。我们很多的情感反应是通过面部表情和形体位置的变化来表达的，如皱眉表示心里不耐烦，转过身去表示不想再听下去等等。

（3）连续性　语言沟通从词语开始并以词语结束，而非语言沟通则是连续的。一位患者在排队就诊时，不断地问接待员到他就诊没有，不停地到医师的诊室门口张望，或是总在候诊室里走来走去，这清楚地表明他很着急。医院里所有人都向我们传递非语言信息，并且是连续的，直到他们从我们的视线中消失。同理，在医院的门诊、病房以及其他地方的人也是在不断地向我们传递着各种非语言信息，只要我们留意，就不难发现我们以前并不在意，其实是对我们非常重要的信息。

（4）沟通渠道　非语言沟通经常不只利用一条渠道。在你的非语言沟通中，你既可使用视觉渠道，又可使用声音渠道。不要以为声音只会传达语言信息，通过音量、音调或者声速等的变化，声音也可以传达非语言信息。如参加大学毕业舞会，你是不是很重视，不用你说一句话，就可以通过你的非语言信息表达出来。穿上自己最好和最漂亮的衣服，洒上香水，打上领结或是戴上首饰，甚至开着高级轿车，这几种非语言沟通渠道就足以表明，你把大学毕业舞会看得非常重要；相反，穿着一身休闲服装，随随便便就来参加舞会，不管你说的语言多么动听，都不能说明你对舞会的重视。

（5）控制性　和语言沟通不同，我们并不总能控制非语言沟通，其中控制程度最低的领域是情感反应。当高兴、惊奇、受伤害或愤怒时，我们的绝大多数非语言信号是本能的、偶然的。这与语言沟通有着明显的不同，因为在语言沟通中，我们可以选择词语。因此有人说，非语言信息更能反映本质的情感。所以在一定程度上，非语言沟通比语言沟通更重要。

（6）结构　因为很多非语言沟通是在无意识中发生的，所以它的顺序也是随机的。语言沟通有决定构建句子的语法，而非语言沟通却缺乏正式的结构。仅有一些决定一种行为是否恰当或容许的规则，但这种规则并不容易规范可能发生的非语言沟通行为。

（7）掌握　语言沟通的许多规则，是在结构化、正式的环境中得以传授的，如学校或是一些培训班。相比之下，很多非语言沟通没有被正式地教授，主要是通过对周围人群的模仿学到的。小孩子模仿父母、兄弟姐妹和同伴的非语言沟通；成年人则模仿上司、同事或其他一些自己仰慕人士的非语言沟通。

（三）正式沟通与非正式沟通　根据沟通渠道产生方式的不同，可将人际沟通分为正式沟通与非正式沟通。

1. 正式沟通　正式沟通是指在组织系统内，依据一定的组织原则所进行的信息传递与交流。例如组织与组织之间的公函来往，组织内部的文件传达、召开会议，上下级之间的定期工作报告等。另外，团体所组织的参观访问、技术交流、市场调查等也在此列。

正式沟通的特点是信息可靠性较强，具有严肃性，约束力强，易于保密，可以使信息沟通保持权威性。组织中重要的信息和文件的传达、组织的决策等，一般都采取这种方式。在医院的管理及医疗人员的学习进修中多采用这一方式。其缺点是由于依靠组织系统层层的传递，所以较刻板，沟通速度较慢。

2. 非正式沟通　非正式沟通指的是正式沟通渠道以外的信息交流和传递，它不受组织监督，自由选择沟通渠道。例如团体成员私下交换看法，朋友聚会，传播谣言和小道消息等都属于非正式沟通。非正式沟通是正式沟通的有机补充。在许多组织中，管理者决策时利用的信息大部分是由非正式沟通系统传递的。同正式沟通相比，非正式沟通往往能更灵活、迅速地适应事态的变化，省略许多繁琐的程序；并且常常能提供大量的通过正式沟通渠道难以获得的信息，真实地反映员工的思想、态度和动机。因此，这种沟通在管理决策中具有重要的参考作用。

非正式沟通的特点是不拘形式，直接明了，信息传递速度快，容易及时了解到正式沟通难以提供的“内幕新闻”。非正式沟通能够发挥作用的基础是团体中良好的人际关系。其缺点表现在：非正式沟通难以控制，传递的信息不确切，易于失真、曲解，而且可能导致小集团、小圈子，影响人心稳定和团体的凝聚力。

心理学研究表明，非正式沟通的内容和形式往往是能够事先被人知道的。它具有以下几个特点：第一，消息越新鲜，人们谈论得就越多；第二，对人们工作有影响者，最容易招致人们谈论；第三，最为人们所熟悉者，最多为人们谈论；第四，在工作中有关系的人，往往容易被牵扯到同一传闻中去。对于非正式沟通的这些规律，应该予以充分注意，以杜绝起消极作用的小道消息，利用非正式沟通为人际交往服务。

一个关于孕妇选择分娩方式的影响因素的研究发现，非医务人员即我们所说的非正式沟通渠道是孕妇获取信息的主要来源。这是为什么呢？研究者分析，首先这一类信息的特点是信息量大。生活在孕妇身边的实际上就是这些非专业人员，她们时刻在与孕妇进行着交流，她们传递给孕妇大量信息，这是专业人员无法做到的，她们对孕妇的影响是潜移默化的；第二，这些信息丰富、形象、生动。由于非医务人员所知的专业知识并不多，她们主要谈的是自己的经历或别人的经历，这种经历的叙述是十分生动、形象的，而且包含了情感体验，所以比较容易引起孕妇的情感的共鸣。另外，由于这些非专业人员是孕妇的家人、朋友，相对医务人员来说，孕妇更相信这些人是在真正的从自己的角度出发考虑问题，所以从情感上更容易接受这些人的看法。所以，我们医务工作者应该认识到非正式沟通渠道在患者和家属决策过程中的重要作用，我们在教育患者促使其形成健康行为的同时，还应当教育生活在患者周围的人，发挥非正式沟通渠道的影响力。

（四）单向沟通与双向沟通

按照沟通方向是否可逆将沟通划分为单向沟通和双向沟通。

1. 单向沟通　单向沟通是指在沟通过程中，发送者和接收者之间地位不变的一种单一方向的沟通，如作报告、发指示、作演讲等。单向沟通虽然也是一种交流活动，但只是发送者将信息传递给接收者，主要是为了传播某种思想、意见，并不重视反馈。沟通结果怎样，无法控制。单向沟通具有速度快、秩序好、干扰少、条理清的优点，但也存在无反馈、无逆向沟通、效率低下的缺点。一般可用于例行公事、意见明确不需讨论而又急需让对方知道的情况。

2. 双向沟通　双向沟通是指沟通过程中发送者和接收者之间地位不断变换，信息发送和反馈往返多次的双边信息交流活动，如讨论、交流、协商等。双向沟通属于标准式沟通，虽然传递信息速度慢，但因其有沟通反馈，接收者也可以表达意愿，故可调动双方的积极性，利于搞好人际关系。双向沟通还可增加沟通容量，提高沟通信息的准确性，是组织中正确决策、增进良好人际关系、加强团体凝聚力的重要手段。

举个患者看病的例子：患者进诊室，医师说，“请坐。”患者坐下（第一个沟通循环完成）。医师问，“请问你那里不舒服?”患者答道，“这两天我头痛得厉害。”（第二个沟通循环完成）“两边太阳穴感觉怎么样?”“胀痛得厉害!”（第三个沟通循环完成）医师经过仔细的问诊和查体后说：“你只是有点感冒，没关系。我给你开点药，你回去吃三天就会好的。”患者点点头（第四个沟通循环完成）。医师开处方，患者接过处方说，“谢谢你，医师。”“别客气!”（第五个沟通循环完成）患者说“再见，医师。”医师答道，“请走好。”（第六个沟通循环完成）这就是一个感冒患者和医师的沟通过程。信息在医师和患者之间经过了六个沟通循环，形成了一次完整的沟通过程，这就是双向循环沟通。

（五）纵向沟通与横向沟通

按沟通的流向划分，沟通可分为纵向沟通与横向沟通两类。

1. 纵向沟通　纵向沟通又分为上行沟通和下行沟通。

（1）上行沟通　上行沟通主要指团体成员和基层管理人员通过一定的渠道与管理决策层所进行的自下而上的信息交流。它有两种表达方式：一是层层传递，即依据一定的组织原则和组织程序逐级向上反映。如实习医生向住院医生汇报病人情况，再由住院医生向主治医生汇报情况，必要时向科主任汇报。二是越级反映，这指的是减少中间层次，让决策者和团体成员直接对话。如病室护士长或护士直接向护理部主任反映工作情况及自己的意见、建议等。上行沟通的优点是：员工可以直接把自己的意见向领导反映，获得一定程度的心理满足；管理者也可以利用这种方式了解企业的经营状况，与下属形成良好的关系，提高管理水平。其缺点是：在沟通过程中，下属可能因级别差异造成心理距离，形成一些心理障碍，害怕“被穿小鞋”，受打击报复，不愿反映意见。同时，上行沟通常常效率不佳。有时，由于特殊的心理因素，经过层层过滤，导致信息曲解，出现适得其反的结局。

（2）下行沟通　下行沟通是指自上而下的信息传递。多数情况用于组织的管理沟通系统。管理者通过向下沟通的方式传送各种指令及政策给组织的下层，其中的信息一般包括：有关工作的指示；工作内容的描述；员工应该遵循的政策、程序、规章等；有关员工绩效的反馈；希望员工自愿参加各种活动，如医院领导召开各科领导和护士长会议，传达医院政策、规章及相关指令、反馈工作考核结果、提出工作改进要求、布置下阶段工作任务等均属于下行沟通。

下行沟通的优点是可以使下级主管部门和团体成员及时了解组织的目标和领导意图，增强员工对所在团体的向心力与归属感。它也可以协调组织内部各个层次的活动，加强组织原则和纪律性，使组织机器正常地运转下去。其缺点是，如果这种渠道使用过多，会在下属中造成高高在上、独裁专横的印象，使下属产生心理抵触情绪，影响团体的士气。此外，由于来自最高决策层的信息需要经过层层传递，容易被耽误、搁置，有可能出现事后信息曲解、失真的情况。

与上行沟通比较，下行沟通比较容易。沟通者处于居高临下的地位，甚至还可以利用广播、电视等通讯设施进行沟通；上行沟通则困难一些，它要求基层领导深入实际，及时反映情况，做细致的工作。一般来说，传统的管理方式偏重于向下沟通，管理风格趋于专制；而现代管理方式则是向下沟通与向上沟通并用，强调信息反馈，增加员工参与管理的机会。

2. 横向沟通　又称水平沟通，是指组织系统中层次相当的个人团体之间所进行的信息传递和交流。在组织管理中，水平沟通又可具体地划分为四种类型。一是组织决策阶层与工会系统之间的信息沟通；二是高层管理人员之间的信息沟通；三是组织内各部分之间的信息沟通以及与中层管理人员之间的信息沟通；四是一般员工在工作和思想上的信息沟通。横向沟通可以采取正式沟通的形式，也可以采取非正式沟通的形式。通常以后一种方式居多，尤其是在正式的或事先拟定的信息沟通计划难以实现时，非正式沟通往往是一种极为有效的补救方式。

横向沟通具有很多优点：第一，它可以使办事程序、手续简化，节省时间，提高工作效率。第二，它可以使组织各个部门之间相互了解，有助于培养整体观念和合作精神，克服本位主义倾向。第三，它可以增加职工之间的互谅互让，培养职工之间的友谊，满足职工的社会需要，使职工提高工作兴趣，改善工作态度。其局限性主要表现在，横向沟通头绪过多，信息量大，易于造成混乱；此外，横向沟通尤其是个体之间的沟通也可能成为职工发牢骚、传播小道消息的一条途径，造成涣散团体士气的消极影响。

（六）思想沟通、信息沟通与心理沟通　据沟通内容不同，沟通又可被划分为思想沟通、信息沟通和心理沟通 3 种类型。

思想沟通是指意识形态的沟通，包括哲学观点、政治观点、法律观点以及道德伦理等方面。

信息沟通是指知识的传递和交流。在科技和信息爆炸的当今时代，信息已经被作为一种重要的资源，与自然资源和人力资源并列为三大资源。人们每时每刻都在进行信息交流，如东西方文化交流、学术交流、读书会、技术革新小组讨论等，以促进信息沟通大众化和普及化。

心理沟通是指人的心理活动信息的传递和交流，包括情感沟通、意志沟通、兴趣沟通、性格沟通等。管理上的感情投资、教学中的兴趣效应、战场上鼓舞士气、赛场上的激励拼搏等均属于心理沟通。

（七）告知性沟通、征询型沟通和说服型沟通　按照沟通目的不同，还可将沟通分为告知性沟通、征询型沟通和说服型沟通三类。

告知性沟通是以告知对方自己的意见为目标的沟通，通常采取言语沟通方式进行。要求沟通信息明了、准确，以免产生歧义。此外，语速、语调、语气和重读等都可能影响沟通效果。

征询型沟通是以获得期待的信息为目标的沟通，一般采取提问的方式进行。要求真诚、谦虚和有礼貌。

说服型沟通是以改变态度为目标的沟通，主要采取说理的方式进行。因说服型沟通是以改变他人的观点、思想、情感和态度为目的，而非仅以传达到和被人接收到为结束，故具有较大的难度。常见的说服型沟通有批评、规劝、调解和争议等。

思考题：

1．语言沟通中需要注意什么问题？

2．非语言沟通包括哪些方面？请举例说明你在日常工作中与患者交流时常使用的非语言沟通的类型。

3．请举例在日常工作中经常见到的医务工作者恰当和不恰当的行为举止。

4．案例分析：李女士是一位28岁，刚刚结婚一年还没有生育的患者，在最近的体检中发现患有乳腺癌，需要做乳腺改良根治术。手术的前一天下午，你在巡视病房时看到李女士独自躺在病床上，紧闭双唇，两眼看着天花板，眼泪顺着脸颊流下来。目睹这一切，你将使用哪些沟通的方法来安慰李女士呢？

第二节　万变不离其宗——沟通的构成要素与模式

一、沟通的构成要素

沟通过程由各种要素组成，即发送—接收者、信息、渠道、噪音、反馈和环境。

（一）发送—接收者　人们要分享信息、思想和情感，就要进行沟通。然而，这种分享不是一个单向过程，而是一个双向往返的过程，即一个人表达思想，其他人接收，然后这个过程又逆向进行。在大多数沟通中，人们是发送—接收者，即在同一时间既发送信息，又接收信息。

（二）信息　信息是由发送－接收者所要分享的思想和情感组成的。思想和情感只有在表现为符号时才能得以沟通。所有的沟通信息都是由两种符号组成的：语言符号和非语言符号。

语言中的每一个词都是表示某一特定事物或思想的语言符号，它是复杂的又是被限定的，而表达思想的抽象语言符号甚至更复杂。想一想人们在理解“家”、“饥饿”以及“伤害”这些词时的巨大差别，就会发现语言信号的复杂性。例如，农民心中的家可能是有自己的房子、土地和家人，而城里人的家可能仅仅就是有住房（不一定是自己的）；普通人理解医疗上的伤害可能会和暴力犯罪联系起来，而医师理解的医疗上的伤害仅仅是医疗差错或事故。

非语言符号是不用词语进行沟通的方式，如面部表情、手势、身体姿态、语调和外表等。像语言符号一样，非语言符号都被赋予了特定的含义。打呵欠意味着厌烦或疲倦，皱眉表明疑惑，不看着别人的眼睛可能意味着隐瞒着什么东西。与语言符号相同的是，非语言符号也会误导别人；和语言符号不一样的是，人们通常不能控制绝大多数的非语言行为，而且经常发出甚至连自己也没有意识到的信息。

（三）渠道　沟通渠道是信息经过的路线，是信息在发送—接收者之间传递的途径。在面对面的沟通中，渠道主要是视觉；大家所熟悉的大众传媒中的收音机、电视机、录音机、报纸和杂志等沟通渠道也是声音和（或）视觉的；其他渠道也传递着非语言信息。例如，当某女士在申请一份工作时，她会利用一些非语言信号发出明确的信息：有力的握手（接触），职业装（视觉），以及郑重的语气（声音）等，她所借助的就是多种沟通渠道。

（四）反馈　信息反馈是发送—接收者相互间的反应。医师对患者说他的病情很严重，患者吃惊地张大嘴，这就是反馈。由于反馈让沟通的发送者知道思想和情感是否按他们计划的方式来进行，所以它对沟通是至关重要的。一般情况下，特别是没有其他影响时，面对面的发送—接收者有最大的反馈机会。

（五）噪音　噪音是阻碍理解和准确解释信息的障碍。噪音发生在发送者和接收者之间，它分成三种形式：外部噪音、内部噪音和语义噪音。

外部噪音来自于环境，它阻碍听到或理解信息。如周围环境中的嘈杂声、过大的说话声、机器轰鸣声等。内部噪音发生在发送—接收者的头脑中，这时他们的思想和情感集中在沟通以外的事情上。如医师刚刚因为没有评上职称而一直在想职称的事，或者被领导批评后心里还没有想通，或是快下班了孩子还没人去接；也可能是患者心里在想其他事情，对医师缺乏信心没有集中注意力等等。语义噪音是由人们对词语情感上的反应而引起的。许多老人不听

“不吉利”的词语，因为这些词语是对他们的冒犯。

（六）环境　环境是沟通发生的地方，能对沟通产生重大的影响。正式的沟通只适于在正式的环境中进行。环境中家俱的布置或机器设备也能影响所进行的沟通。例如，只要患者一坐上口腔科的治疗椅，就会紧张，甚至会影响沟通的顺利进行，这对儿童非常明显。所以如果有条件时，设置一个环境轻松，适于医患沟通的环境是大有好处的。

在很多情况下，当环境变化时，沟通也发生变化，尤其是环境布置和光线变化的影响最为明显。举个例子，比如研究生和导师在办公室讨论课题时，这种讨论就会很正式，但如果两个人讨论问题的环境换成酒吧，同一话题的讨论就会很轻松，更容易说出一些不成熟的想法，而且容易涉及其他方面。再如，恋爱中的男女愿意去一些光线较暗的场所，比如电影院，或是小花园，原因在于在光线较暗的环境中人与人之间的自我保护距离（个人距离）会缩短，更容易彼此亲密，这样当然也就更容易沟通，说一些平时不便开口的贴心话。

环境也经常影响权力关系。“这是你的地方吗？我非得听你的？”这样的问题暗示着一种平等的关系。然而，当大学的校长让某个老师去他的办公室，这显示校长比老师有更大的权力。

我们在沟通过程中还需要注意的是，所有的沟通者都扮演相应的角色。角色是我们所起到的作用或者是在他人面前的举止方式。由社会确立和受个人关系影响的角色控制着从词语选择到形体语言的各个环节。

角色在一种相互关系中并非总是一成不变的，它们因他人或自己的情绪、环境和噪音等因素的不同而变化。在不同的情况下，角色会发生变化以满足不同关系的需要。医师在患者面前扮演着医师的角色（由社会所确立），他会想着患者的疾病和痛苦，想着怎样治好患者的病痛；当医师回到家里以后，他扮演的角色可能是丈夫、妻子、父亲、母亲、儿子或是女儿（由个人关系确立），这时他会从他扮演的角色出发与家人沟通。

我们所扮演的角色，无论是由个人关系或是社会所确立的，不同的人还是会按不同的方式理解。这些不同的理解影响他们所进行的沟通。不同的人对医师有不同的具体形象，如曾经被医师从死亡线救活的人他觉得医师就是再世的华佗，他很容易与医师沟通；而曾经受到不良医师伤害的人，他可能就对医师有着非常不好的印象，对医师怀有戒心，影响他与医师的沟通。

当然，并非所有的沟通都是由发送—接收者、信息、渠道、反馈、噪音和环境等构成的。每次人们在进行沟通时，这些因素都有所不同。然而，沟通还受我们所赋予它的内容的影响，这是下一节中所要讨论的内容。

二、沟通的模式

沟通是一个双向、互动的过程，它不仅是发送者将信息通过渠道传递给接收者，同时接收者还要将其理解的信息反馈给发送者。因此，沟通是一个反复循环的过程。图 1 显示了沟通的一般循环过程。沟通模式包括了沟通的 5 个要素，同时还包括沟通双方的反应活动，即发送者的编码、接收者的解码和双方的反馈。

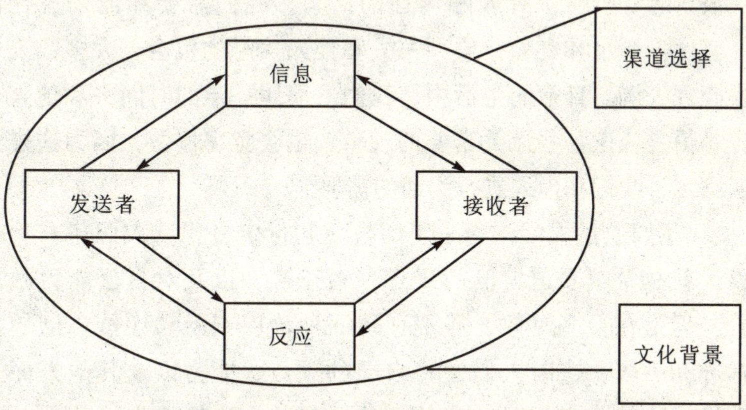

图 1　沟通循环示意图

思考题：

1. 沟通过程包括哪些要素？
2. 举例说明环境对沟通的影响。

第三节　三寸不烂之舌
——沟通的功能与影响因素

一、沟通的功能

沟通有其特定的意义，并与我们生活的各个层面息息相关，具有一定的功能，包括：

（一）心理功能　沟通能够满足我们的人际需求同时为我们提供了解自己的机会，因而具有心理功能。

1. 沟通有满足我们人际需求的功能　一个人从出生起，便在学习沟通。开始是学习知道什么与自己有关，什么和自己无关，这也是非常重要的经验。之后，和周围的人相处的过程中，尤其是与父母、同学、伙伴、老师相处的过程中，逐渐学习了协调人与人之间的关系，并将与他人的交往作为基本的需求。

人具有社会性，有人际沟通的需求，我们需要和他人进行沟通。就像需要水和食物一样，失去和他人接触的机会，大多数人会变得心理失调。日常的生活中，我们习惯用一定的时间去和他人交流，哪怕是谈论一些无关紧要的琐事，也会觉得愉快，因为这样的交谈满足了我们和他人进行沟通的需要。

2. 我们通过人际沟通来了解自我和肯定自我　人们还有一种需要，就是希望知道自己的观点是否正确，以及对自己能力做出评价。但是在很多时候，并不存在那种赖以判断和评价自己的客观标准和手段，这时人们便将自己的观点、能力以及其他方面与他人进行比较，产生对自我的评价。与他人比较成为一种强大的内驱力，驱使自己去行动。比如，人们想知道自己的学术水平怎么样，便会和自己在性别、年龄相似的人进行比较。人们在进行自我评价时，还希望听到他人对自己的评价，以增加自我评价的客观性。而这其中有很多是通过别人告诉的。例如，通过与患者的沟通，医生了解医疗措施的有效性；通过患者的反馈和同事的评价，医生了解自己工作的情况。通过与同行进行学术交流，了解自己的学术水平。

（二）社会功能　每个人都生活在群体之中，群体的素质滋养着人才的成长，群体也给人以智慧和力量。在人才发展的过程中，群体的推崇和鼓励犹如水和空气一样重要，为人才的成长创造良好的环境。我们通过人际沟通，发展与他人的关系；在沟通的过程中了解他人，也被别人了解。例如，通过和某人交流，我们会决定和此人保持怎样的关系：是仅仅限于认识的人，还是继续发展，或者觉得这人可以成为我们长久的朋友。另一方面，无论我们和谁，保持了怎样的关系，这种关系都不是一成不变的，因为我们还会通过沟通，使已经形成的关系得以保持和发展。所以，沟通具有其社会功能。

（三）决策功能　在我们的生活和工作中，有许多时候是需要我们作出决策的，这些决策中，有些是我们自己思考的结果，而有些是和他人商量后共同做出的，由此可见，人际沟通具有决策的功能，表现在：

1. 人际沟通使有限的资讯经过交换而变得丰富　正确和有效的资讯是进行决策的关键，我们通过和他人的交流而获得资讯，并经过这些资讯进行有效的决策。例如：患者问医生：“这种药对我的高血压有什么作用呢?”医生回答患者：“它可以使您的血压得到一定的控制。”通过这样的信息交流，患者所做的决策便是：愉快地将药吃下去。这是一个典型的经资讯交换而引起决策的例子。

2. 影响他人以及被人影响　我们所做的决策中，有许多是需要别人同意或合作的，所以，沟通在决策中的另一项功能便是影响别人，或者被别人影响。例如：说服患者，按照医生的医疗计划进行规律的治疗和活动，而不是随意进行治疗和活动；说服科室主任同意我们去参加某项学习活动；说服护士长同意科室的安排，去从事一定的工作，都是沟通在决策中具有影响功能的表现。

（四）沟通的日常功能　沟通在日常生活和实际工作中也是非常重要的，美国普林斯顿大学对一万份人事档案进行分析，结果发现，“智慧”、“专业技术”和“经验”只占成功的25%，其余75%决定于良好的人际沟通。除工作之外，对日常生活也很重要，有效的沟通使家庭关系融洽等，有研究证明沟通能力与学习成绩成正相关。

沟通过程是一个复杂的过程，如何进行有效的沟通，如何使你的意见和想法适当地与别人分享，受到沟通过程中很多因素的影响。

二、沟通的影响因素

沟通过程是一个复杂的过程，如何进行有效的沟通，如何使你的意见和想法适当地与别人分享，受到沟通过程中很多因素的影响。下面我们就沟通过程中的影响因素进行讨论。

（一）沟通的环境　沟通的环境是指人际沟通过程中所处的环境，具体包括：物理环境和社会环境。

1．物理环境　指沟通时的位置，沟通环境中的温度、光线、沟通者之间的身体距离等因素。

（1）位置　沟通者之间的身体距离以及二者的座位，代表着他们之间的人际距离，因而也就影响着沟通的进行。例如：面对面的座位，会使双方因为直视而觉得有压力；而适当的距离会有利于沟通的进行。

（2）沟通的场所　进行人际沟通时，不同的场所因其不同的光线或者温度而使谈话内容有不同的意义。例如：在优雅的餐厅和嘈杂的大排挡内进行的谈话，即使内容相近，也会有不同的意义。沟通场所内的噪音也会成为影响沟通的干扰因素。

2．社会环境　沟通发生在不同关系的成员之间，也会有不同的意义。因为，沟通的意义会因所处的社会环境的不同而有所差异。例如：医生之间谈话或讨论时，可以使用专业术语，而医生和患者之间的沟通，就不应使用过多的术语，因为这样会影响沟通的进行。

（1）心理因素　指每个人带到沟通中的心情和感觉，而这往往能影响沟通的进行。例如一个刚因为晋升受挫而失望难过的医生，面对患者的提问，可能失去惯有的耐心而对患者不理不睬，为什么？因为他的低落情绪影响了他和患者之间的沟通，成为他们之间沟通的内在干扰因素。

（2）文化因素　影响多数人的信仰、价值观以及生活规范。在人际沟通的过程中，文化的影响常常经由习俗、共同文化的人群的行为表现出来。虽然共同信仰和价值观是文化的重要特征，但影响人们进行沟通最主要的却是文化中的生活规范或沟通规则。规则是在某一特定文化中的非文字的指导原则。规则提示我们某种行为在某一环境中或特定的群体中是否适当，而这些也提供给我们一些解释他人行为的准则。例如，在中国生活的女孩和在美国长大的女孩在进行人际交往时会有不同的表现。想约会喜欢的男孩时，东方的女孩和西方的女孩会有不同的方式。东方女孩更习惯含蓄的表达，例如通过传递纸条、托人带信等方式，并且一旦被拒绝会觉得不好意思。而西方的女孩则会倾向于直接告诉想约会的男孩，说想约他，即使受到拒绝也不会太难为情，因为他们文化中的沟通原则是不同的。

（二）沟通过程中的参与者　参与者是人际沟通过程中的主体。个人的差异影响他们的沟通，包括沟通的方式、沟通的程度等。

1. 参与者的性别差异　据研究显示，男性和女性在沟通方式、内容上，均存在较大的差异（表1）。

表1　男性和女性在人际沟通中的差异

	男	女
言语多寡	注重全貌	注重细节
说话准确性	多为直接沟通	多为间接沟通
说话的直接程度	直接	间接
沟通中的聚焦点	事物	人物

由上表可见，女性和男性在沟通中是有较大区别的。男性不像女性那样善于言谈，善于表现自己，且在交流中不像女性那样注重细节；而女性又比男性更喜欢讨论有关人的话题，也不如男性在交流中表现的直接。

另外，不同年龄的人在沟通中亦有不同的表现。还有，不同的种族对人际沟通有一定的影响。例如，中国人在和中国人交流时，会比和其他国家的人交流进行的容易，因为在人际沟通的过程中，我们更容易认同和了解那些与我们具有相同特征的人。所以，当我们第一次和陌生人见面时，陌生的异性、陌生的种族、陌生的年龄和身体特征，都可能使我们面临巨大的挑战。

2. 参与者的心理差异　其中包括参与者的个性特征、自信心等因素。例如一位性格内向的人在和外向的人相处时会有些困难，因为他们在沟通方式、内容上都会有差异。同样，对于缺乏自信心的人，那些充满自信心、易于坚持己见的人可能会被误解为傲慢而影响相互的沟通。

3. 参与者的社会经历　人的社会经验影响沟通的进行。出生在不同家庭，经历过不同的教育，有过不同友谊或爱的经历的人，对人际沟通会有不同的理解。对于一个在严厉的家庭中长大的孩子，在家庭中不许随便说话的经历，使这个孩子在成人之后亦难以自如地和他人进行沟通。

4. 参与者所掌握的知识和技能　这也对沟通产生一定的影响。经过教育，人们有机会学习表达思想、感情的种种语言和非语言沟通技巧。所以我们常常会发现，读书多的人比读书少的人更会表达自己。

5. 参与者的文化差异　因为文化差异导致不同的价值观和人生经验，所以会影响沟通的进行。

（三）沟通过程中所受的干扰　沟通中所受的干扰是指对我们分享信息的内在和外在的不良影响。其中包括内在干扰、外在干扰以及语意的干扰。

1. 内在干扰　阻挠沟通进行的思想和感情属于内在干扰。例如在听别人说话时，你却在想明天将要进行的考试，所以没有把别人的话听进去；或者和别人说话之前，因为其他的事情而情绪不佳，别人说话的过程你也一直沉浸在自己的情绪中，也是无法很好地听别人说话的，这便是内在干扰。

2. 外在干扰　存在于沟通环境中的景物、声音或其他的刺激干扰了人们的有效倾听，称为“外在干扰”。有时外在干扰是除沟通情景之外的其他声音，例如和人说话时，旁边巨大的机器声音会影响沟通的进行。此外，有时视觉也会成为外在干扰。例如上级医生在教你一种操作时，你的注意力被病房中其他的事物所吸引，也是外在干扰。

3. 语意干扰　在沟通过程中，使用了和实际意义不符的语句，会影响我们对沟通内容的了解。例如护士指着坐在一位女性患者旁边的中年男性说：“请你的父亲去帮你拿化验单好吗?”患者会因为护士称呼自己的丈夫为父亲而停留在护士所说的“你的父亲”这一词汇上，并无法听清护士后面的话。这就是语意的干扰在作怪。

思考题：

1. 沟通过程中的干扰包括哪些？
2. 沟通的功能有哪些？
3. 名词解释：语意干扰。

第二章 不识庐山真面目，只缘身在此山中——纷繁复杂的人际沟通

有研究者发现，人际关系对身体健康具有相当的重要性。一项研究显示，缺乏与他人的接触会使生病或死亡的机会加倍。在一项对住宿大学生室友的研究中，研究者发现宿舍室友相互之间越不喜欢，就越有可能患伤风感冒或因其他不适而就医。事实上，隔绝对男人的影响比女人更大。没有亲密社会联系的男人早逝的概率是有亲密社会联系男人的2~3倍。

在一种非正式的环境中与他人的相互作用被称为人际沟通。除了能使我们在社会中有效地发挥作用并维持生活中重要的相互关系外，人际沟通也是构成我们道德规范的一种基础：我们必须将他人情感移入，这样才不会给他人造成痛苦。因此，除非我们进行人际沟通，否则就不会健康的生存。

人类需要沟通，人际沟通作为人类沟通活动的重要组成部分对人们的生活和工作影响巨大。本章通过讲解人际沟通的内涵与特征、人际沟通的原则与行为策略以及性格类型和人际沟通等，阐释了人际沟通的主要概念和基本原则，通过引用具体事例说明人际沟通技巧在现实生活中的功用。

人际沟通指人与人之间通过多种方式的交流而在心理和行为上发生相互影响的过程。
人际沟通的特征　包括其目的性、象征性、学习性、关系性和决策性。

第一节　百万买宅，千万买邻
——人际沟通的内涵与特征

一、人际沟通的内涵

（一）概念　人际沟通指人与人之间通过多种方式的交流而在心理和行为上发生相互影响的过程。人际沟通是人与人之间的信息沟通，使情绪、情感、态度、兴趣、思想、人格特点的交流和感应过程，能使人们形成心理联系，相互了解熟悉，为人们建立人际关系奠定基础。

人际沟通发生在人们日常生活的每一天，它不仅是人们生活的客观需要，也是人们的内心情感需要。因为只有与人沟通，才能为自己的生活带来朋友和恋人，才能够为生活带来友情、爱情和亲情，这些都是人们最重要的情感需要。

（二）意义　人际沟通是认识自我，认识他人，认识社会的过程，人在互动的过程中，通过他人的反应认识自我价值，同时获得关于他人的信息。

当今社会，有“百万买宅，千万买邻”的说法，在日渐冷漠的城市，几百万可以买来舒适的房屋，却买不来彼此关心互助的邻里关系。可见时至今日尽管物质极大的丰富，而融洽的人际关系却更是无价。一个良好的人际关系，带来的是顺利的工作环境，是温暖的居住环境，是温馨的家庭环境。这些都是要通过恰当的人际沟通才能实现。

人际沟通是在护理过程中不可获缺的部分，护理人员通过与患者及家属的人际沟通，评估患者的病情，采取合理有效的护理措施，以达到预期的护理目标。同时医患关系不同于一般的人际关系，它要求医务工作者严格遵守职业道德，不能根据好恶决定对患者的治疗态度。

二、人际沟通的特征

（一）人际沟通的特征　包括其目的性、象征性、学习性、关系性和决策性。

1. 目的性　沟通的目的是为了满足社会需要，心理学家认为“人是一种社会动物”，人与人之间的交往与人需要阳光、空气、水、食物等同等重要。如我们平时与人闲聊，由于互动，彼此感到高兴、愉快，这是由于满足了与人沟通的需要。

2. 象征性　沟通应用的语言和非语言的符号具有象征性意义。如用书信、文章等方式表达喜好厌恶；而非语言通过姿势、面部表情表达喜怒哀乐，都有象征作用。

3. 关系性　在任何沟通过程中，人与人之间不只是进行内容的沟通，也显示彼此之间的关系。关系中的双方情感，表明其远近和亲密程度。在互动行为中的关系也有两个层面，即关系中的情感和相互关系的控制。

4. 学习性　人际沟通的学习性表现在通过沟通可以增长知识，获得信息，学习一些沟通技巧。

5. 决策性　人际沟通的决策性表现在信息交换和影响他人的作用中。每个人无时无刻不在进行着决策，只是有时是自己决定，有时是通过和别人商量以后做出决定。

（二）人际沟通的价值　人际沟通是有价值的，因为它有助于实现很多重要目标。我们对自我的感觉和认知，常常需要通过与他人的沟通的来获得，所有人都因性格和情绪的不同而有不同的人际需要。在与他人为伴时，我们在设法满足以下一种或多种需要：乐趣、友爱、被接纳、逃避、放松和控制。

1. 乐趣　我们忙于进行大量的人际沟通，因为它有乐趣，这种沟通是一种娱乐。想了解这一点，只要你走进茶馆、酒吧、俱乐部以及其他娱乐场所，就会有深刻的体会。在那里，人们通过与朋友甚至是陌生人之间的交谈，建立起轻松愉快的氛围，暂时忘却了工作和学习的紧张压力，尽情享受着沟通的乐趣。

2. 友爱　是我们对感激和喜欢的人所拥有的热情和依恋的情感。不论是用非语言方式拥抱、抚摸表达，还是用语言方式“看见你我真的很高兴”等来表达，友爱对人类的幸福都是重要的。友爱是一种一对一的情感，友爱是选择某个人的问题。友爱通常发生在家庭成员、朋友、同事和熟悉的人之间，陌生人之间通常不存在友爱的问题。

3. 被接纳　即被包含在其他人之中，是一种最强烈的人类需要，可发生在熟悉和不熟悉的人之间。虽然我们都有被排除在外的经历，但绝大多数时候有更多被接纳的经历。许多人在餐厅与特定的群体吃饭，去朋友家参加晚会，或者参加大学的某个俱乐部。这些形式的归属对我们产生幸福感是非常重要的。

4. 逃避 时不时地我们会通过人际沟通设法回避将要进行的工作。当我们不喜欢要做的工作或是对要做的工作产生厌倦时，我们就会设法回避。我们会为自己寻找种种理由，如身体不适、房间灯光太暗、空气不好，甚至于无法集中精力等等。

5. 放松 我们经常与朋友和家庭成员交谈，以便从工作压力中解脱出来放松一下。我们可能在休息时间与同事坐在一起，或者在周末与朋友外出。这时我们就从日常工作中解脱出来，使大脑得以休息调整。

6. 控制 控制就是对要做的事情能够做出选择。对于所有人来讲，相互关系中的控制意味着使人去做我们要他们做的事情。因为控制他人暗示着一定程度的操纵，所以被视为满足程度最低的沟通行为。

在最佳的相互关系中，双方根据具体情况分享控制。有研究发现，能控制自己生活的人无论是在精神上还是在身体上都更健康。在这种相互影响中，我们会产生一种感觉，即我们能控制自己的生活，由此我们的一个更深层次的需要得到了满足。

思考题：

1. 谈谈人际沟通的特点有哪些。
2. 谈谈人际沟通的价值。

第二节 精诚所至，金石为开
——人际沟通的原则和行为策略

一、人际沟通的原则

在对人际沟通的影响因素和人际沟通的历程有所了解之后，我们进一步探讨人际沟通的原则，以便对我们的人际沟通进行指导。

在进行人际沟通时，我们带着自己的目的，虽然有时这个目的是我们自己没有意识到的。

（一）人际沟通是有目的性的　在进行人际沟通时，我们带着自己的目的，虽然有时这个目的是我们自己没有意识到的。例如：一位患者患有支气管哮喘，但是依然吸烟。护士为患者的身体健康着想，希望患者能够不吸烟或者少吸烟，以使病情得到控制，不断地对患者讲解吸烟对身体的危害。如果患者真的能够减少吸烟的数量，那么护士与患者之间进行沟通的目的就达到了。又比如，一个小孩在商店门口不断地哭闹，因为他希望可以得到他喜欢的玩具，在哭闹之后，孩子也在观察父母的反应，他希望父母可以满足他的要求，这也是这位小孩与父母进行沟通的目的。在大街上，看到熟悉的人，我们常常过去打招呼，说一声："你好。"看起来好像这个沟通过程没有直接的意义，但是实际上，双方是通过自然的、自发性的方式表达相互认识，顾及了社交的礼仪，达到了沟通的目的。所以，在进行人际沟通的时候，要考虑我们的目的，以便于有针对性地进行沟通，更好地促进沟通的进行。

（二）人际沟通应具有持续性　人际沟通具有持续性，是因为其中包含语言和非语言沟通的成分，是他人可以进行推论和思考的部分。例如，在一次讨论后期工作的会议上，你虽然没有说话，但是别人却可以通过你的沉默推测你对工作不关心，而这些推断，又会演变成同事对你的印象，影响着以后你们之间的沟通。在沟通的过程中，你的欢乐、伤心等等心情，都会通过你的表情表现出来，成为人们推断你思想、感情的依据。人们又会因你的性格，用或冷淡或热情的态度来对待你，你继续的反应又会再形成新的推断，不断继续着你与人们的沟通。

而如果缺乏了沟通的持续性，与人们建立起的人际关系就有可能中断，比如高中时无话不谈的同学，是那时你最铁的人际关系，但是由于上了不同大学，各自在不同的城市工作生活，中断了你们之间的沟通，那么再次相遇可能已经彼此认不出来，变成了陌生人，与他的人际关系也就无从说起了。

（三）人际沟通所产生的效果因使用不同的讯息而异　人际沟通虽然是有目的的，但是人们能够意识到目的所需要的时间又有很大的差异。当我们在人际沟通中自然流露时，我们的语言是不太需要考虑的。例如，天气很热时，顺口说："天气真热"；觉得事情顺心时，露出开心的笑容；当然，有时自发性的沟通并非有益，例如当别人不小心碰到你时，你可能脱口而出："真讨厌！"。接受到你的讯息的人也许会有防范的行为，这对你们之间的沟通是不利的。

有时，我们的沟通是根据过去经验中使用过且在现在情景中也适用的方式，也就是"脚本化的"。在此情景中，我们可以不假思索。例如，从小，当你需要别人帮助时，会直接说："请帮帮忙"，并在得到帮助后说"谢谢"。后来的人际沟通中，一遇到类似的情景我们便会迅速做出反应。

（四）人际沟通具有关系性　在人际沟通的过程中，人们不仅分享信息，也显示彼此的关系。例如，当小王对小李说："你看，我把这本书给你带来了。"小王不仅是报告消息，同时也传达"我还是很为你着想的"这一信息，以体现相互之间的关系。

在人际互动的过程中，涉及关系的有两层意思。其一是：呈现在关系中的情感。例如，听到一个人对你说："真高兴见到你"，伴随这句话的非语言行为让我们知道对方是否真的高兴见到我们。如果对方面带微笑，声音真诚，并热情地注视我们，拍着我们的手，我们便能够感觉到对方的热情。相反，如果对方使用的是快速而没有感情的声音，表情僵硬，我们会觉得对方只是社交上的礼仪而已。其二是：界定谁是关系中的主控者。例如，小王对小李说："我知道你担心这次出行的交通问题，但是我会妥善处理好这一切的。"由小王的用字和语调，我们可以看出，小王是负责单位交通运输的人，是一位主控者。

二、人际沟通氛围

人际沟通涉及人类社会生活的所有方面，我们每一次与人打交道都是在进行人际沟通，如何进行有效的沟通是决定人们在事业上取得成功的关键。有效的沟通依赖于良好的沟通氛围。

（一）沟通氛围及其影响因素

1. 沟通氛围的定义　沟通氛围是指交往过程中人际关系的情感色调。沟通氛围并不涉及具体的活动，它只是一种人在交往和沟通过程中的相互感觉。人际关系与天气有很多相似之处，有些时候晴朗温暖，而有些时候就犹如暴风雪般寒冷。有些人际沟通具有持续良好的氛围，而另一些具有戏剧性的变化，在某一时刻是平静的，转眼间就可能变得狂风暴雨般。这种人际双方进行交往时不同的心情就形成了积极或消极的沟通氛围。如何调整自己的心态，来应对人际交往中各种突如其来的变化，是对医务工作者和医学生很大的考验，因为每天面对着形形色色不同的病人，而他们有会怀着各种各样的对医生和对疾病的态度。

2. 沟通氛围中的积极因素和消极因素　哪些因素使人际间的沟通氛围变得积极或是消极呢？学者 Ronald B 在其著作《理解人际沟通》中对形成沟通氛围的因素进行了解释，认为沟通氛围取决于人们认为对方看待自己的重要程度。当人们相信自己在别人眼中是重要的，往往对自己人际关系感觉良好；反之，如果认为别人并不介意自己或看不起自己，则人际氛围就会变差。Ronald 认为，在沟通过程中，对方传递出自己在别人眼中是有价值的信息被称为肯定的回应。有些沟通的类型很明显传递出肯定的信息。如得到别人赞赏和表扬时，显示被赞赏人是有价值的；同样，赞同别人的观点也属于肯定回应的范畴。但这并不是说传达肯定的信息一定是用语言赞赏和表扬。现实生活中，有时对别人简单的承认也是肯定，如一个微笑，或向远处走来的人挥手等。从更进一步的人际关系水平看，专注地倾听他人谈话也传递了肯定性回应的信息。与肯定性回应相反的是否定性回应。在人际沟通中，对他人价值的不承认被称为否定性回应。这种回应表现为对他人所传递的信息采取忽略和阻止的态度，并显示出怀疑和否定，反对就是一种典型的否定性回应。但反对还不是最伤人的，人身攻击比反对对人际关系更具有伤害性。对他人意见的忽略甚至忽视他人的存在也比反对更具有伤害性，从而导致不利于双方关系的消极沟通气氛。

（二）营造积极的沟通氛围　显而易见，否定性回应会破坏人际沟通氛围，但什么措施或方法能促进人际沟通过程的积极关系呢？专家提出应用支持类型的沟通行为，避免防御性行为，将增强在营造和维持人际关系中积极沟通氛围的优势。

1. 评价性沟通和描述性沟通　评价性语言又被称为“你”语言，因为在沟通时都包含了“你”字。如“我不知道你说的是什么”；“你没有尽你的最大努力”等。与评价性语言不同，描述性语言则是在沟通时将焦点放在说话者的思想和感觉上，而不是评判听话者。描述性沟通使用的是“我”或“我们”语言，取代将重点放在评判他人行为的“你”语言。描述性说话者在沟通时的行为是简单地解释他人行为带来的人为后果，而不是评价或指责他人。

比如医务人员对患者诉说的症状有疑问时说，“你要实事求是，讲真话，我才能正确诊断，否则……。”这时患者可能会觉得你的医术不精而把责任推给他，所以他可能做出防御性反应，说出“我从来不讲假话!”这样明显的假话来与你针锋相对。相反，描述性陈述有可能获得良好的反应。比如医务人员对患者诉说的症状有疑问时，可以针对有疑问之处这么问，“你刚才讲的这个问题我没有听明白，你重复一下好吗？因为这点对我下诊断很重要。”这时，即使患者先前说了假话，也有机会修正前面的说法，道出实情。

2. 控制性沟通与以问题为导向的沟通　另一种使人不愉快的沟通行为是在沟通时试图控制别人。当信息传递者很少考虑接收者的需要和利益而试图将自己的想法或做法强加于接收者时，传递出的信息就是控制。人际关系中控制的情况普遍存在，医务人员对患者说：“你必须做这个检查”等。无论处于什么情况，采取控制行为方式的人就制造了防御性气氛。

任何人都不喜欢有自己的想法毫无价值的感觉，也不喜欢在什么都还没有说之前就被别人改变了自己的做法，因为这是控制者式的沟通。无论是使用语言、姿态、说话的音调或通过其他方式，控制者都有意无意地制造了敌意。相反，以问题为导向的沟通则是将重点放在寻求满足双方需要的解决办法。这里的目标不是“赢”对方，而是寻求通过合理安排使参与的每一个人都感觉是赢家。仍以医师和患者为例：如果患者因病必须手术，医师如说“你的病很重，必须做手术，不然就会……”患者可能会觉得你是在控制他甚至会怀疑你的动机，他会找出一个不是理由的理由来逃避手术；相反，如果医师说，“从你目前的病情看，手术应当是最好的办法，其他治疗方法的效果不佳，你好好考虑一下!”这时患者才体会到你是在从他的角度想问题，为他着想，更容易接受你的建议，进行手术治疗。

3. 策略性表达与自然表达　第三种造成不良沟通氛围的行为是在沟通时使用策略或者说是操纵。当沟通一方试图操纵别人时，对方就会采取防御的行为，并失去对操纵者的信任，因为操纵会导致人的不良感觉。策略通常比操纵好不了多少。不是坦率地要求人们去做某事，而是试图通过使他们感觉内疚或羞愧这样的策略来操纵他们做这件事。这种情况一旦对方得知实情，经常会在心灵深处造成很深的伤害，从而影响双方已有的以及未来的关系。

这时，比较好的方法是自发地表达真实情感。自然表达式沟通最简单的做法就是诚实地表达你自己。自然表达并不是说当有了想法时立即脱口而出，而是仔细组织好自己的想法和意见，使用简单明了的语言清楚地表达自己的意思。自然表达最重要的是诚实，这在所有类型的人际沟通中都十分重要。

4. 沟通中的中立与移情　在沟通中可引起对方防御情绪的另一种行为是中立。这里的中立是指沟通时显示出的不关心或冷淡。这种沟通缺乏对对方利益的考虑并传递出他人对你来说并不重要的信息，因此导致他人的防御性反应。而移情可帮助摆脱沟通中的冷淡成分。当人们显示出他们在乎别人的感受时，人们的自我概念受威胁的机会就会大大降低。移情意味着接受他人的感觉，并站在他人的角度考虑问题。这并不是说你必须时时与他人一致，而是让别人感觉到你的关心和尊敬，这就是一种支持的方式。

比如在你的朋友正受到攻击时，即使是你的朋友的错，这时你也必须站在他的立场上，因为这时朋友需要的是你认同和识别他的情感（情感移入），不需要你教他如何正确看待和处理问题，否则你就有可能失去这个朋友。事情过去以后，再选择适当的时机对朋友看待和处理问题的方式方法提出批评，才是比较恰当的做法。这种沟通在建立良好的医患关系中具有积极的促进作用。

5. 沟通中的高人一等与平等　第五种可导致防御性沟通气氛的是高人一等的沟通行为。回想一下自己的经历，在人际关系中有多少次你由于不能与对方平等沟通而退出交往。如果一个人以高人一等的口气与人沟通，这将引起沟通接收者的不良感觉，因为人们并不喜欢他人对自己表现出高人一等的态度，所以采取防御姿态。金钱、权力、智力、知识、长相等可成为人们炫耀或感觉高人一等的因素。当人以高人一等的方式与人沟通时，他往往就没有考虑人际关系中的平等。在社会人际关系中，的确有些个人的天分或才能比他人强，但这些人也没有必要在人际交往时显示高人一等。

大量的证据证明了许多技能和天赋卓越的人在与他人相处时都表现出平等言行而不是给人以高人一等的感觉。他们虽然在某些特定的领域的确占有优势，但他们仍然重视他人的价值。以平等的态度与人沟通是沟通双方建立信任关系的基础。有优越感的人常使其他人对其做出防御性反应，影响相互的沟通。即使我们具有优于别人的地位，但如果不显示这种优势，人们就很少做出防御性反应。所以，平等的态度即“让我们一起解决问题”就很少会产生防御行为。

6. 沟通中的固执己见与商讨　在人际沟通活动中，相信你遇到过这样的沟通者，他们总认为自己凡事一贯正确，听不进别人的意见，这就是固执行为，会引起防御气氛。固执己见的沟通者常否认别人的观点，并强调别人接受自己观点的重要性。自信和有把握的人，与固执己见的人不同，他们可能有坚定的观点，但仍然允许他人表达各自的观点。另一种沟通行为是商讨式的，虽然这种人也可能具有强烈的个人观点，但他们愿意承认自己在事实上并不是完美无缺的，如果别人的观点理由更充分，他们就愿意改变自己的看法。

三、有效人际沟通的行为策略

（一）有效沟通的原则　要达到有效的沟通，必须遵循一定的原则。沟通中应遵循的主要原则包括：

1. 真诚的态度　有效的沟通应遵循的第一个原则就是要以真诚的态度与别人沟通。俗话说：“精诚所至，金石为开。”与人交往，最重要的就是要真诚。真诚表示愿意打开心门，使真情流露。

真诚除了具有沟通的诚意之外，还表示愿意知无不言，言无不尽，让沟通过程通畅。所谓“推心置腹”、“肝胆相照”正是如此。

心理学家们认为，真诚就是表里一致，即心里所想的与实际所经验到的，以及自己所表达出来的，全部一致。他们从经验中发现，最有效的人际沟通，乃是奠基于真诚。

2. 尊重他人　尊重，要承认对方有自由表达心中意念的权利。不管他（她）是什么人，都有其存在的价值；不管他（她）以何种方式表达，他（她）的想法与感觉都值得重视。实践表明：尊重可以与人为善，弘扬人性的光明面。实际上，尊重最主要的是态度问题，即使你不善言辞，你仍然可以用非语言行为表达出尊重。

3. 给与温暖　通过给与温暖，人们可以表达真诚的关心。温暖主要是使用非语言行为来完成，如保持目光的接触、亲近而又不亲密的距离、使用触摸等。

4. 明确的目的性　医护工作者与患者沟通之前，首先要明确与患者沟通的目的，既是收集患者的信息，还是分享信息、思想和情感，还是与患者建立信任的关系。只有明确了这一点，才能保证整个沟通过程中能紧密围绕主题进行沟通，从而达到预期的结果。

（二）有效沟通的行为策略

1. 目光交流　在人际关系中，目光交流是发挥个人影响最重要的技巧，正确运用目光交流将取得意想不到的沟通效果。但在实际沟通过程中，许多人并不一定了解目光交流的基本要求。美国沟通培训专家 Decker 认为，目光交流不仅仅是目光接触，也不是一闪而过地扫一眼，不同沟通对象有不同的目光交流要求，沟通中重点强调的是目光交流的时间和眼光要求。在两人沟通时，正常的目光交流时间应该是 5 ~ 15 秒；但与群体中的个人进行目光交流，时间就应该是 4 ~ 5 秒。这是因为，在两人单独沟通时，如果沟通者充满热情和自信，通常会在说话时凝视对方 5 ~ 10 秒，这是自然的。在对多人的交流中，听众感觉最舒服的眼光停留就是 5 秒。这是因为，在对一群人说话时，你看每个人的视角角度就会变窄，当你看某一个人时，那人周围的数十人都会以为你在对他们说话，所以目光停留时间不宜过长。眼光要求：沟通时，一般眼光可停留在对方眼部附近的任何部位，如右眼或左眼、或鼻梁、或两眼之间的地方，避免长时间直视对方的眼睛所带来的尴尬；不能容许的是沟通时看着别处。在一些情况下，当人们觉得心里有压力时（如见你的上司、招聘面试、做错了事等），眼光就会向别处看，而不是看听话对象。这种目光反映出来的是紧张情绪或缺乏自信，从而削弱了对方对我们的信任程度，在人际沟通时应尽量避免。

2. 姿式和移动　专家认为，在进行人际沟通时，不时变换姿势（如手势的变化或腿部的移动），比拘泥于某些固定僵硬的姿势更加有效。在正式场合中，演讲的人如果一直站在讲台后面，客观上就在讲演者与听众之间形成了物理屏障。沟通时适当的移动不仅可以缩短演讲者与听众的距离，还能增添个人感染力。坐着开会时，如果要发言，就应该前倾身体或站起来，这样可引起他人的注意，增强沟通效果。沟通时人的姿势很大程度上反映了人的心态，人的自信通常通过良好的姿势体现出来。在人际沟通中切记不要出现垂头弯腰的姿态。

工作中体态、位置是否恰当，反映医务人员的职业修养和诊治医疗能力。如当患者痛苦呻吟时，护士主动靠近患者站立，且微微欠身与其对话，适当抚摸其躯体或为其擦去泪水，会给患者以体贴、宽慰的感受。

医务人员站立时双腿挺直，双臂在躯体两侧自然下垂，收腹挺胸，不依墙或靠着其他家俱，坐着时上身自然挺直，两腿内收，或一前一后，屈膝，平行或交叉，能显示高雅而自信。行走时步履轻盈，步幅均匀，抬头挺胸，自然摆臂，步态轻、稳、快，能体现庄重、有效率。总之，优美、朴实、大方的仪态是自然美的体现。

3. 手势和面部表情　有效的人际沟通是在放松的状态下进行的。在进行人际沟通时要尽量放开自己的面部表情和手势，流露出自然神态，这样沟通起来就有明显的优势。即使是在有压力的时候，也要学会向没有压力一样保持自然的面部表情和微笑，避免板着脸、眉头紧锁的表情。在人际沟通中，人们的手势，及面部表情会向对方传递出你是一个什么样的人，是友善开朗、容易亲近，还是孤僻内向、拒人千里。人际沟通不仅是知识智力层面上与人交流，更是人际间情感层面上的交流。

4. 衣着和装扮　人际沟通中着装最重要的就是得体。专家认为，在人际交往的第一次，人们在见到对方的前几秒就已经迅速对他产生了生动的印象。在此基础上还要花 5 分钟才能加深 50% 的印象。人们身体的 90% 是衣服，因此就必须对衣服所传达出的信息有所认识。人的衣着并无正确与错误之分，关键在于恰当得体。这种得体首先是自己感觉舒服得体，因为衣着并不仅仅是表面形式，而是通过人的衣着向别人传递了沟通信息，它反映了人的自我感觉，有时也体现了人的装扮目的。此外，人的衣着还应当适应自己的身份与人际沟通的场合，如着装的款式、颜色、饰物搭配等。

5. 嗓音　嗓音是人们传递信息的主要载体。人的热情、自信、兴奋等内心感受是通过自己的声音传达出来的。虽然不同的嗓音都能进行沟通，但其沟通质量却会由于嗓音的不同而大相径庭，就犹如新车和破车虽然都是交通工具，都可以将人送到目的地，但乘车的感觉和质量却有极大的不同一样。圆润深沉而洪亮的嗓音具有吸引他人注意力的作用，因而在人际沟通中具有积极的作用。另外，美国专家梅拉比安教授的研究结果证明，不是面对面沟通时，如打电话时，人说话的语调、响亮度和音色在沟通信息传导中起84%的作用，由此可见嗓音在沟通中的作用不容忽视。

6. 语言　人际沟通时注意使用恰当清楚的语言、适当的停顿，将有助于提高人际沟通的效果。语言是由词语和非词语构成的，在人际沟通时注意在不同的情况下使用恰当的词汇，就可能进行有效的沟通。一个医生不可能用对医学专家说话的方式来对一个患者说话，这是因为不同的对象要求采取不同的沟通语言。另外，还要注意行话的使用。行话是有共同语言背景的人们之间进行沟通的语言，如果听众根本不懂你的行话，那么沟通就是无效的。非语言词，如“喔”、“啊”、“呀”等，是人们进行清晰沟通的障碍，在沟通中要尽量避免。沟通过程注意适当的停顿也有助于提高交流效果。

7. 听话人的参与　由于人际沟通是一个互动的过程，沟通中不仅要表明自己的见解和观点，还要维持每个听话人的兴趣和调动起参与积极性。听众越投入，越有可能收到积极的效果。这种听话人参与对沟通效果的影响在护理工作及患者的健康教育活动中表现的尤为突出。

四、正确处理沟通中的批评

医务人员在临床工作中碰到一个常见的问题是患者对医师或医院提出批评，有的医务人员的态度是立即进行反驳，对患者提出的问题一一进行驳斥，有的甚至反问患者：“那你为什么还来？我又没请你？”这种情况多半会导致双方更进一步的冲突。例如，患者可能会进一步在医德医风和服务态度上对医师本人进行新一轮的攻击。其实，在这种情况下，医务人员大可不必耿耿于怀，只需耐心听患者说完，然后针对患者提到的情况，先肯定其看法，然后进行反驳，比如你可以说，“你说的情况确实存在，但是……”或者说，“我也同意你的观点，不过……”这样患者可能更容易接受你的观点。

世界上没有十全十美的人，医务人员自然也是这样。因此在与患者或其他人的沟通中，如果患者对我们的态度和行为提出意见，应当乐于接受并向对方表示感谢，因为别人的意见甚至责难，都可以帮助自己改正错误。如果确实做错了事，应当立即道歉，不要试图寻找任何借口，这样患者会因为你真诚的态度而原谅你，否则完全可能形成医患纠纷。当患者提出批评时，即使不那么准确，也要认真听取。听完之后，还要真诚地说一声，“谢谢，我明白了。”或者说，“谢谢，我一定改正。”

如果医务人员与患者的意见不一致时，尽量不要直接否定患者的意见，而是应当先肯定患者，然后再提出反对的意见和理由。患者更容易接受。相反，如果医务人员用“但是”作为否定患者谈话的开头，无疑是和患者作对，患者感觉遭到攻击，便会产生敌意，即使你的观点正确，患者也会心存芥蒂，影响进一步的沟通。

一位哲人说过，“你的意见我反对，但你发言的权利我誓死维护。”这就是说尊重对方的立场和意见，可避免双方感情用事。尊重对方的立场和意见，在沟通中不宜“决定”或“抢先”，应当先给对方申辩的机会，待了解全部情况以后，再根据情况提出自己的看法。同时，医务人员在提出自己观点时，要考虑患者的感情，不可因患者的观点偏激而感情用事就忽略患者的观点。比如患者可能会说，“现在的医生医德都很差，又拿红包又开回扣药。”这时，你不必情绪激动地反驳，而是说，“你说得不错，确实有这样的医师，不过据我所知大多数医生并不是这样的。医院和其他行业一样，难免有几个败类。”这样，即保全了患者的面子，又说明了情况，患者也会意识到自己言语不妥。如果并非必须马上纠正的情况，可以先听患者说完，待患者情绪稳定后再提出不同意见。

思考题：

1. 在人际沟通中，您认为应该遵循哪些重要原则。
2. 为了更有效的沟通，我们应该使用哪些行为策略？

第三节　江山易改，禀性难移
——性格类型与人际沟通

一、性格分类

俗话说，爬山要懂山性，游泳要懂水性，做为一名医务工作者我们就一定要懂人性。简单划分，人一共分 4 种性格：活泼型、力量型、完美型、和平型。

（一）完美型　可能第一次听到这四个词时，大部分人都会希望自己是完美型，其实完美型不一定是最好的，英文里它的意思是忧郁的，之所以叫完美型，是因为完美型的人是事事都要求完美，衣柜要整齐，床要铺好，房间不可以有一丁点乱的完美主义者。完美型的人最大的特征应该就是什么都很有条理，一丝不苟。

（二）活泼型　英文里它的意思是乐天的，是一个很开朗的性格，喜欢玩，话特别多，很爱笑。活泼型的人即使长大了，感觉也很像小孩子，可以很可爱，也可以很烦。活泼型跟完美型是两个极端的性格，这两种性格基本不可能同时在一个人身上看到的。

（三）力量型　这个性格跟它的名字也差不多，英文里的意思是易怒的，你如果认识一个性格非常暴躁的人，不用怀疑，他肯定是力量型。力量型的人控制欲很强，喜欢当老大，性格比较强烈。力量型跟活泼型都属于外向的性格。

（四）和平型　英文里它的意思是冷静、冷淡的，其实是个表面上很顺从的性格，别人不管说什么和平型的反应通常都是“好”，有时候喜欢悄悄的冷嘲热讽、幸灾乐祸一下。和平型是个老好人，一个团队里说话最少的人肯定是和平型，最听别人话的那个肯定也是和平型。和平型跟完美型都属于内向的性格。另外，和平型跟力量型是相对的，这两种性格也不可能同时出现在同一个人身上。

每个人的性格通常都由以上四种中的两种性格所组成，另外根据此人在两种性格上的强烈不同，又有不同的叫法，比如都是拥有活泼跟力量这两种性格的人，活泼型比较明显的就叫活泼力量型，力量型比较明显的就叫力量活泼型。

现在说一下所谓的假面或者面具。有时候你会奇怪的发现同一个人身上同时拥有两种相对的性格，那其中之一就是这个人的假面具，而另外一个才是他本身的性格。要分辨一个人的假面与本来性格是很难的，一个假面非常深的人，通常都会让周围的人以为那就是他的本性，必须要对那个人非常的熟悉跟了解，才能分辨出哪个是假面，哪个是他本来的性格。

其实很多人都是戴有假面具的，外表是一种性格，其实本身又是一种性格。假面具比较复杂，通常都是受到别人的影响，而想办法改变自己的性格。很多假面都是小时候受自己父母的影响，甚至有些是扭曲的性格。甚至很多人都被自己的假面具骗了，以为那就是自己的性格。在这里顺便介绍一个区分性格不错的方法：早上眼睛一睁开马上就起床刷牙干活的人，不是完美型就是力量型。早上眼睛睁开了，伸伸懒腰继续睡的不是活泼型就是和平型。

介绍了那么多，还不如举例让人理解的快，最常用的例子就是西游记，四个人刚好是 4 种性格。唐僧，不苟言词的一个人，作为大家的师父，平时不跟几个徒弟嬉闹，只安心念自己的经，完美型。孙悟空，喜欢打架，不甘愿当一个小小的弼马温而自封齐天大圣、大闹天宫，有时候也很暴躁，力量型。猪八戒好吃懒做，平时不干活，就喜欢玩，活泼型。沙僧，不爱说话，四人之中最顺从的一个，行李都由他挑，别人说去干什么他都跟着，和平型。

还有一个故事，也是介绍这 4 种性格的：从前有 4 个死刑犯，临刑的那一天断头台突然坏掉了。第一个人说："太好喽，不用死，大家明天开个 Party 庆祝一下！"这个是活泼型。第二个人说："我要研究一下这个断头台的哪里坏了……"这个是完美型。第三个人说："我早就跟你说过我没罪！"这个是力量型。第四个人说："大家都没事……"这个是和平型。

再用金庸小说中的人物来举几个例子吧，首先是郭靖，典型的和平完美型。然后是杨过，力量活泼型，硬要跟小龙女结婚，不管其他所有人怎么想。周伯通是典型的活泼型，黄药师大概是完美力量型。胡斐是力量活泼型，狄云是和平完美型，虚竹是超级和平型，应该还带点完美型，令狐冲也是一个活泼力量型。

一般纯活泼、完美、力量、和平型的人是几乎没有的，但不排除这种可能，比如你觉得一个人超级和平，他平时不怎么爱说话，那他多半是带点完美型，有时会跟人说笑，那应该就是带点活泼型了。某种性格占绝大比例或者两种性格都非常明显都是有的。

关于性格之间的结合，和平型跟力量型、活泼型跟完美型做朋友通常都是非常合不来的，但所谓异性相吸，到头来夫妻俩多半是两种相对的性格，但若性格完全相对立，比如活泼力量型跟完美和平型的话，到最后又会不欢而散。据观察，好的夫妻多半有一种性格相同，另一种性格相对，比如活泼和平型跟和平完美型之类的。

了解性格的人，知道各性格的长短，跟人相处起来会比较容易。若你是上司更可以按照性格来分配各种任务。

如果我们学会和各种不同性格的人打交道，我们就能跟更多的人相处得好，工作起来就能相互协调。

二、如何与不同性格的人相处

“物以类聚，人以群分”，一般人都愿意同和自己性格相近的人相处，这是无可非议的。一个人要和所有的人都成为亲密朋友，那是不实际的、不可能的。但是，如果我们学会和各种不同性格的人打交道，我们就能跟更多的人相处得好，工作起来就能相互协调。

那么，怎样和不同性格的人相处呢？

（一）要承认差别　世界上的事物本来就千差万别。认识到这一点，看到了不同性格的人，就不应强求别人处处和自己一样，就可能容忍相互间性格上的差别。既然别人与自己性格不同，他在待人接物方面，自然有许多方面与自己不一样。当我们看到了别人与自己不同之处后，不要觉得这也不顺眼，那也看不惯，更不要讨厌和嫌弃别人。

（二）要学会求大同，存小异　性格不同的人，处理问题的方式方法往往也不同。要学会在不同之中，发现共同之处。比如，你若是一个性格平和的人，你给张三提意见，可能言辞不那么激烈，语气也比较委婉。如果你身边有一个刚直倔强的人，他给张三提意见，可能是单刀直入，语言尖锐，甚至可能转而批评你，说你给别人提意见转弯抹角，是钝刀割肉。这时候，如果你只看到那个直率的人开展批评的态度和方式与你不一样，觉得他太鲁莽，太不讲情面，你可能就会感到跟他格格不入，合不来。如果你除了看到你们两人提意见时的方式不同之外，还看到他和你一样，也是出于一片好心，真心帮助朋友，这样，你可能就不会觉得他粗鲁无情，而觉得他有难得的古道热肠，同时也不会计较他对你的批评。我们要是多看别人和自己之间的共同点，就不容易和不同性格的人相处。

（三）跟不同性格的人相处，还要注意了解别人　人们在相互交往中，可能都有这样的体验，如果对一个人不了解，你和他在感情上就必然有距离。一个人性格的形成，往往跟他生活的时代、家庭的环境、所受的教育和经历遭遇有关。我们在考察一个人性格的时候，最好也要了解他的性格形成的原因。这样，你可能就会理解他、体谅他、帮助他，慢慢地你们相互间就会增近了解，甚至还可能成为好朋友。

（四）跟不同性格的人相处，要注意多发现别人的优点，取长

补短　两个性格不同的人在一起，由于对比明显，双方可能就会很快发现对方的长处和短处。发现了别人的短处之后，正确的态度是给别人指出来，帮助他。世界上一切事物都不是尽善尽美的，每个人在思想上性格上都存在缺点，我们对人不能求全责备，谁要寻找没有缺点的朋友，那他就会没有朋友。在和自己不同性格的人身上，要更注意多发现别人的长处和优点。比如，急性子的人，要看到慢性子的人考虑问题时可能会比较周全，特别在做某种需要耐心的工作时，他就会很恰当。慢性子的人，要看到急性子的人做事往往不拖拉，很麻利。这样，大家不仅能够和睦相处，相互还会有所补益。

（五）跟不同性格的人相处，胸怀应该宽一些，气量应该大一些，应该提倡宽容　当然，我们说待人要宽容，不是不讲原则。应该尊重别人的兴趣和爱好。对别人生活中的一些细微末节，要能容得下。这样，不同性格的人在一起才容易相处。

（六）跟不同性格的人相处，还要注意讲究不同的方式方法　俗话说，一把钥匙开一把锁。跟不同性格的人打交道，也要区分对待。这不是那种见人说人话，见鬼说鬼话的世故圆滑，也不是那种逢场作戏的玩世不恭。我们说的待人有别，是要看到性格不同的人有他自身的特点，要针对这些特点采取因人而异的恰当态度。

也许有人会说，江山易改，秉性难移，自己的脾气改不了。的确，人的性格是在生理素质的基础上，在社会实践活动中逐渐形成的，有一定的稳定性。要想改变一个人的性格，不是一件容易的事情。但是，世界上任何事物，都不是一成不变的，人的性格也是不断发展，也会有所改变的。我们常常看到，有的人本来很脆弱，但是，后来经历了一些重大变故或意外打击以后，生活把他磨炼得坚强起来了。如果我们努力提高自己的认识能力、思想水平和道德修养，我们是能够培养和锤炼出良好性格的。

在网络上有一个小故事：有一个坏脾气的小男孩，一天到晚在家里发脾气，摔摔打打，特别任性。有一天，他爸爸就把这孩子拉到了他家后院的篱笆旁边，说："儿子，你以后每跟家人发一次脾气，就往篱笆上钉一颗钉子。过一段时间，你看看你发了多少脾气，好不好?"这孩子想，那怕什么？我就看看吧。后来，他每嚷嚷一通，就自己往篱笆上敲一颗钉子，一天下来，自己一看：哎呀，一堆钉子！他自己也觉得有点不好意思。他爸爸说："你看你要克制了吧？你要能做到一整天不发一次脾气，那你就可以把原来敲上的钉子拔下来一根。"这个孩子一想，发一次脾气就钉一根钉子，一天不发脾气才能拔一根，多难啊！可是为了让钉子减少，他也只能不断地克制自己。一开始，男孩儿觉得真难啊，但是等到他把篱笆上所有的钉子都拔光的时候，他忽然发觉自己已经学会了克制。他非常欣喜地找到爸爸说："爸爸快去看看，篱笆上的钉子都拔光了，我现在不发脾气了。"爸爸跟孩子来到了篱笆旁边，意味深长地说："孩子你看，篱笆上的钉子都已经拔光了，但是那些洞永远留在了这里。其实，你每向你的亲人朋友发一次脾气，就是往他们的心上打了一个洞。钉子拔了，你可以道歉，但是那个洞永远不能消除啊。"

我们在做一件事之前，要想一想后果，就像钉子敲下去，哪怕以后再拔掉，篱笆已经不会复原了。我们做事，要先往远处想想，谨慎再谨慎，以求避免对他人的伤害，减少自己日后的悔恨，对于我们这些需要整天同患者打交道的医务工作者来说，这一点更是尤为重要。只有说话之前想一想，充分考虑做事的后果，才能在纷繁复杂的医疗环境中处理好与患者之间的关系。

思考题：

1. 人的性格分为几类？想一想自己属于哪一种性格？

2. 请举例说明你在日常工作中，是如何与不同性格的患者进行沟通的？

第三章　良言一句三冬暖，恶语伤人六月寒——语言沟通的魔力

语言是人类交往的重要工具，它可以分为书面语言交流和口头语言交流。我们日常的工作与生活，主要是通过口头语言交流来实现的。一方面，因为它的直接、便捷使交流更加简单容易，另一方面，也会因为它的脱口而出、不假思索而产生误解和矛盾，所谓“良言一句三冬暖，恶语伤人六月寒”。为了使交流更加顺畅，减少阻碍，实现沟通的目标，在这一章，我们主要要研究口头语言交流的技巧，通过学习和实践，养成良好的交流习惯，不求出口成章，但求事半功倍。

第一节　横看成岭侧成峰，远近高低各不同——语言表达的多样性

与人交流，不是为了满足说话的需要，而是要达到一定的目的。真正的沟通一定具有效果，即使不会马上显现，最终也一定会产生。语言表达的方式是多样的：可以正面说，也可以反面说；可抽象、笼统，也可具体、形象；可以从自我的角度出发，也可以关

注他人的感受；注重沟通的效果，就要考虑信息的被接受。

王小丫作为深受观众喜爱的主持人，其成功就是源于她与观众的良好沟通。她认为，沟通来自于理解，发自于尊重，源自于关爱。她在讲述某个行业巨额亏损时，不是一般地列举枯燥、抽象的数字，而是把它们量化为观众可以感知的形象，比如相当于多少个国际大饭店、多少个写字楼等等，这样就使得观众对这个行业的现状有了直观的了解。

有关方面对近年来发生的医疗纠纷进行过统计分析，发现大约有80%的纠纷并非由于医护人员的医疗行为造成的，而是由于言语不当等因素引起。因此诸多医院在添设备、上技术的同时，开始提倡换位思考。而许多医护人员也发现，语言有时比药物更加神奇。

正所谓一句话可以让人笑，也可以让人跳。

一、是人家听不懂还是你没有说清楚——交流的口语化和适当长度

（一）与人沟通，首先需要考虑交流的口语化　就是要让我们传递的信息更具倾向性，更容易为对方所理解。

有个客户在家电卖场购买电熨斗，售货员很热情，在交待注意事项时，售货员像背书似地告诉顾客：“回家以后，先不要向熨斗内注水，插上电源，干烧数分钟即可”。顾客问：“干嘛要干烧15分钟呢”？“我说的是数分钟，说明书上就是这么写的。”“你看，幸亏我问了一句，否则烧坏了算谁的？”。还好，这个小误会很快就消除了，双方没有发生更多的争执。但是有些时候就没有这样简单了。

在一家医院发生过专家被投诉的事情。起因很简单，在问诊当中，医生问病人：“病史多久了？”病人没有听懂，“您说什么？”，看了一天病人的医生有些不耐烦了：“我是问你病了50年，还是100年了？”，随后二人发生了争吵，直至病人投诉到院方。

在这两个事例中，问题都出在交流的口语化上，前者是过分书面化了，如果是文字的交流，“数分钟”是不难理解的，但是说出来就可能造成偏差，售货员完全可以把它说成“五、六分钟或者十几分钟”，这样就很容易理解。后者的语言当中，“病史”还带有些

专业化的味道，这对有一定医学背景的人来说，不存在障碍，但是对于普通百姓，就有点费解了。所以，专业人士在面对非专业人士说话时，除了必须的和无可替代时，要尽可能减少专业术语的使用，在这里，“病史”当然可以换成“病了多长时间了”。

（二）在现实生活中，有些矛盾冲突与语言的长度有关　因为双方把握信息的不对称，也因为听者的理解的局限，这就需要延长句子，增加一些语言，会促进交流的效果。在有些批评、教育的场合，又不可说得太多，点到即可为止。

北京曾发生过一起患者告医院侵犯隐私权案，在做X光检查时，医生对L女士一共只说了三句话：“快把衣服脱了”“把衣服脱光”“快脱，全脱”，这让L女士感到自己的隐私权、知情权受到侵犯，虽然法院最后没有支持L女士的起诉，但是法院也给医院发出了司法建议书，建议改进工作，不要吝于对患者做出解释和说明。

在空调车上，有乘客吸烟，售票员说：“把烟掐了，这车上不能吸烟”，就在乘客已经准备掐灭香烟时，售票员又多说了两句：“别以为你坐在后排，我看不见你，就……”结果发生了争吵。

该说的没有说，不该说的，有时又说得太多。如何把握语言的长短，要视交流的内容、对象、场合而定，以他人能够接受、理解为尺度。

二、连判决书都不说鬼鬼祟祟了——学会使用客观白描的词汇

现在的法院判决书，在用词方面，都是有讲究的，即使是犯罪行为，都要避免使用诸如“狗急跳墙”“抱头鼠窜”这样具有贬损意味的词汇，要客观地描述他们具体的行为。在人际交往中，尤其是对他人提出批评、建议时，容易引发矛盾的，常常不是内容本身，而是词语带有主观武断甚至是攻击的色彩，需要我们予以矫正。

（一）避免消极、无益的措辞

1. 情绪化的责问　当他人的言行对我们产生某种不好的影响时，我们极容易使用这类措辞，以发泄自己的不满情绪：

对那些在教室里旁若无人地大声说笑者，受干扰者会说：讲点公德好不好！你们难道就不能替别人想想吗？

对于这类情绪化的指责，有时会暂时奏效，但多数情况下会让对方不满，对他人的言行亦不能产生实质的改变。

2. 带有贬损意味的攻击　学生的作文没有写好，老师就说：我发现你毫无想像力！

在公共汽车上，张三不慎踩了李四的脚，李四说：你没长眼睛啊，也不怕硌脚！

这类措辞因为伤害了他人的自尊，不仅打击他人的积极性，而且容易引起对方强烈的不满和恼火，严重时还会导致激烈冲突。

3. 全称否定式结论　这是常人最容易犯的错误。当我们看到他人的行为与我们的价值观念或者要求不相吻合时，我们就会习惯性地给他人贴上某种标签，如某人懒惰，某人自私，某人粗鲁等等。但是这种否定性的断语只是我们内心得出的一种结论，与他人的行为并不一定是一致的。我们来比较一下：

某一种具体行为	一般性的评语、结论
会面迟到	不守信用
忘记锁门	没有记性
开车抢道	你这人从不让人

在上面两列词语中，左面是可以观察到的事实，可能是一次性或者偶然的行为，右面是比较一般性且可以涵盖多种行为的断语，与其对应的必然是经常性的行为。显然，一个具体事实不等于一个全称否定式的结论。对于我们轻易作出的结论，被批评者当然难以接受，因而又会产生新的问题例如争执、积怨等，使沟通成为一个非良性的循环过程：我们得不断地应付为了解决原有问题而产生的新麻烦。

（二）是我比较容易受干扰——使用积极交流的词语　我们已经了解了妨碍交流的无益措辞，包括情绪化的指责，贬义的指向他人的人身攻击以及一概否定的评论等等，那么与这类用语相对应的中性的、客观事实的描述和来自于自身的具体感受等等就是对交流有益且积极的。

1. 把问题转向自己　如果你希望在沟通过程中使他人情感免受伤害，就应该把问题转向自己一方来开始谈话，即：向对方摆出你遇到了什么问题，而不是指出对方的错误。比如大学宿舍里，有同学睡眠太晚且响动很大，影响了你休息，这既可以从指责对方的角度（不考虑他人）去谈，也可以从你的问题（睡眠不好或者神经衰弱）去求得帮助。当我们把问题引到自己方面来向对方提出时，交流的效果就比较好。因为对方面临的是如何帮助你解决困扰的问题，这会促使他采取某种主动的行为，这比受到别人指责而不得已为之的行为要积极得多，而且更为重要的是他人的自尊心没有受到伤害。试比较在同一情形下的两种不同的表达。

2. 积极交流用语的构成　一般包括4部分：

（1）造成问题的行为、状态　例如“你们在教室里的大声谈话”，这是我们所看到、听到或者感觉到的事实。

（2）对方的行为、状态对你产生的现实的或者可能的影响　例如“我觉得自己很难再集中注意力去读书了”，这是来自于我们自己对现状的感觉，而不是对他人行为的评判；

（3）你对这些影响可能造成的后果的感受　例如“我担心明天的考试可能拿不到理想的分数了”，这是我们所以提出问题的意义所在。

（4）你所提出的改善建议　例如“请各位给我一点关照，能否小声一点或者换个地方谈话?”，这是我们与对方交流最终所要达到的目的。

在实际生活中，不一定每一次的交流都包含完整的四个部分，有时第二与第三部分可能是合并出现的，例如经理对员工说：“我发现你刚才对顾客说话有些不耐烦，我想顾客会很不舒服的，希望你能改进一下自己的说话方式，速度放慢些，语调再温和些。”有些时候，当我们已经明确表达了我们的意见时，第四部分也可以不出现。

3. 词汇的选择与推敲　对行为、状态的描述应该是客观、中性的。请比较下列词语：

你真是又懒又没有责任感	房间很乱，你还坐在这里看报
你的态度很恶劣	你今天对我说话有些生硬

左面的短语中掺杂了说者主观上的某种愤怒或者不满情绪，右面的语言则类似于一种白描：客观、具体，是可以观察到的眼前的行为、事实。显然，前者容易触动别人敏感的神经，引起反感和敌

意，后者则有助于解决问题。因此我们要善于观察，学会以眼前的事实说话。

在提出改善建议时以请求代替命令和抱怨。对于影响你午休的同学，可以这样去交流："我希望你能换个时间整理衣箱，马上要考试了，小睡一会，下午好复习呀。"

这种希望和请求的方式，看上去是给了对方选择的权力，对方可以改正，那只是说者的希望，对方也可以维持原状，因为说者并未予以强制和威胁，但是由于它阻止了抵触和敌意，易于引起对方的合作与改善。因此，当我们希望他人有所变化时，应该将"你不该……"改为"我希望你……"。

三、红灯亮了歇口气——增加人性化的因素

在北京的大街上，不知从何时开始，一些路口前对司机的提示变了，"红灯亮了歇口气"，取代了硬邦邦的"严禁闯红灯"，谁会因为前者语气的温和，反而去违反交通法规呢？真正有效的沟通，一定是信息的到达与被接受。在信息传递过程中，如果我们增加一些人文关怀，就能够帮助使信息顺畅到达他人。

在欧洲的阿尔卑斯山，有一处山中急转弯，汽车到此急切中每每坠崖的实在不少。当局竖了多处广告牌，大概类似"急弯慢行"、"宁停三分，不抢一秒"之类，但无济于事，照样有那么多人投胎似的急着下山。终于有一天，谁想起在那里画了一个大广告牌，上书："慢慢地走，欣赏啊"。那里的景色一下子出了名，更重要的是，那里从此是个安全的地方（引自《在关爱中进化》一文，作者简木易）。

在我国，凡是乘坐公交车的人都听惯了那句"某某站到了，请先下后上"的用语，但是在很多时候，那句话是不起作用的，车下的人照样先上为快，有时甚至挤得他人下不了车。怎样才能确保先下后上呢？有些公交线路在那句司空见惯的用语之后增加了这样一句话："别着急，我们等着您"，多出来的仅仅 8 个字，却使乘车秩序迅速有了改观。

在上面的实例中，管理者要维护的是一种秩序、规则，即需要向被管理者沟通的内容，当管理者直截了当地把它们表达出来时，被管理者并没有接受，他们依旧我行我素，这样的沟通就没有实现

我们有时说沟通是一门“艺术”，是因为在沟通过程中，无论是出于怎样的目的，我们都需要有所创造，改变以往不假思索、以自我为中心的表达方式，在平铺直叙的信息中增添亲切、温暖、生动等等人性化的因素。

或者说是失败的；当管理者换了一种表达方式，将原来单纯地向被管理者提要求变为向自己提要求（第二例）或者是审美地引导（第一例）时，沟通就很容易实现了，因为有了中间环节——艺术的表述，沟通者的意图便顺畅地到达接受者。

我们有时说沟通是一门“艺术”，是因为在沟通过程中，无论是出于怎样的目的，我们都需要有所创造，改变以往不假思索、以自我为中心的表达方式，在平铺直叙的信息中增添亲切、温暖、生动等等人性化的因素。

当我们以艺术家的方式来研究和创造沟通时，当我们更多地考虑他人感受和交流效果而不再仅仅满足自己说话的欲望时，当他人从我们传递的信息中获得某种愉悦的感受时，你会发现，沟通是一件快乐的事情，生活原来是那么美好。

思考题：

1. 假如有人正在随地吐痰，你会怎样告诫他？

2. 某商场门口竖有“衣冠不整，谢绝入内”的牌子，你能否帮助其换一种说法？

3. 请你写出5个在维护公共交通、环境卫生等方面所见到的比较人性化的用语。

4. 甲、乙两个信徒都爱吸烟，他们问神父：

甲：我祈祷时吸烟可以吗？

乙：我走路时想上帝，吃饭时想上帝，吸烟时想上帝，可不可以？

你认为神父应怎么回答？为什么？

5. 运用积极交流用语替换下列语句：

A. 你怎么这样不负责任？

B. 你总是打断别人，真不懂礼貌。

C. 已经熄灯了，你们还大声说话，就不能考虑一下别人的需要吗？

D. 请你讲一点社会公德，不要夹塞好不好！

6. 刚刚从父母的庇护之下走入大学校园的学生们在宿舍里常会因为各自生活习惯的不同而产生摩擦，但是如果懂得一点沟通技巧，就可以解决这些难题。请分析有午睡习惯的A同学与惯于在中午收拾衣柜、梳头洗脸的B同学下列对话：

A：你中午不休息，下午上课不困吗？

B：我已经习惯了。

A：真羡慕你的精力充沛。我要是没有午睡，下午一定瞌睡连天，真是不好。

B：这也是你习惯了，人和人的生理状态本来就不一样。

A：但是我睡觉时毛病特别多，你收拾东西声音很小，我还是睡不着。你看，能不能从1点再开始收拾，迁就一下我这小睡虫？

你认为B同学会作何反应？

第二节　良药苦口却利病，忠言顺耳仍利行——如何提出批评建议

在医院病房里，一位患者刚刚做完手术，他的妻子在嗑瓜子，护士看到后，跟她说了“请您不要在这里吃瓜子，这会影响病房的卫生”，但是，第二天护士再到病房去，见她还在吃，一张报纸上已经堆满了瓜子皮，便不再客气了：“不是跟您说过，不要在这里嗑瓜子，您要是想吃，就请您回家去嗑，这里可是医院！”“你怎么说话呐，医院怎么拉”……然后就是激烈的争吵，持续了半个小时，搅得整个病房不得安宁。

回顾我们以往的经历，思索一下我们与他人发生冲突的根源，10次中可能有9次是因为批评不当引起的；而我们与他人友谊的隔阂与中断，亦往往是口无遮拦的批评使然。所以卡耐基在《人性的弱点》中告诫我们，“批评就象家鸽，它们总会回来的。如果你我明天要造成一种历经数十年、直到死亡才消失的反感，只要轻轻吐出一句恶毒的评语就够了。”不仅于此，批评还可能引起他人积极性的降低。

崔永元在他的书中提到过一位数学老师，因为一次数学成绩没有考好，那位老师就在班上说“你把全班同学的脸都丢尽了”，从这以后，他对数学丧失了兴趣，成绩一落千丈。正是由于批评会带

我们批评他人的目的不应该是自身情感的宣泄，过一把嘴瘾，而是帮助他人纠正错误，使他人有所改变。实现这一目的的关键就是我们的批评能够为他人所接受，这样就必须改变以往的批评方式，抛弃那种情绪化、不具建设性、指责抱怨、讽刺挖苦式的“批评”，代之以能够顺畅抵达对方的批评、建议的艺术。

来上述那些不良的后果，许多人才有这样的苦恼：看到他人的问题，想说，又怕闹矛盾，不说，又看不过去，所以时常在批评与不批评中备受煎熬。

但是，在很多时候，我们又不得不对他人的言行提出批评。有些是自身职责的要求：如果一个安全员，对工人不戴安全帽视若无睹，那么，一旦发生工伤事故，他就负有不可推卸的责任。有些是我们的良知和感情的需要，如果我们看到一种做法违背社会公德而莫不做声时，如果我们任凭朋友一错再错直至不可救药时，也会因为良知的谴责而不安。有些是他人的言行影响到对我们，不去交流，就妨碍了自身的工作与生活。无论从哪一个角度来看，批评都是日常交流不可缺少的。

我们批评他人的目的不应该是自身情感的宣泄，过一把嘴瘾，而是帮助他人纠正错误，使他人有所改变。实现这一目的的关键就是我们的批评能够为他人所接受，这样就必须改变以往的批评方式，抛弃那种情绪化、不具建设性、指责抱怨、讽刺挖苦式的“批评”，代之以能够顺畅抵达对方的批评、建议的艺术。

一、她为什么缩手缩脚——批评的时机

一个刚刚参加工作的年轻人，在工作中出了点差错，上司就毫不留情地当众批评，她当时没有什么反应，事后有同事看到她躲到卫生间哭了很久，这以后，她在工作中就显得格外谨慎，待人接物也有些唯唯诺诺了。

我们对他人进行劝导和帮助，并非在任何时候、任何场合都适宜进行。我们选择的基点主要应该放在对方是否具备接受批评的心境与环境，除了不予制止就会酿成大错的紧急情况，一般情况下，都应该从以下几个方面去考虑时机与场合的问题。

（一）尽量避免当众批评　有人说，有同伴在场被表扬是丰厚的奖赏，而公开的谴责就是惩罚加侮辱。这话虽然过于尖锐，也不无道理。

在医院病房，某科主任正带领医生们查房，当主任发现一主治医生对病人的处理方法有问题时，便当着众人的面指责该医生，医生感到在同事和病人面前很没有面子，立即反唇相讥。双方在大肆争吵，病人及其家属亦感到可能对自己有所损害，也不依不饶地参

与进来……

在上述实例中，科主任的工作方法明显不当，其批评也许是有道理的，但是由于场合不适宜，不仅无法使当事医生接受，而且还引发了一场混乱。如果主任能够在查房结束后，告知该医生自己的意见，效果可能会好得多。

在我们个人的学习、工作经历中，可能亦曾被人当众批评过，当时的心理感受如何呢？如果自己感到不舒畅，甚至产生怨恨，那么，己所不欲，勿施与人，我们也应尽可能地在私下场合向他人表达我们的意见。

（二）不要旧话重提　在批评的时机选择上，也要遵循及时性原则，以阻止错误的蔓延。不要等事情发展到不可收拾的地步，我们才去提醒他人，这样做无论对工作、还是对他人，都是不负责任而且是有害的。

但是，如果时过境迁，当别人对自己做过的事情早已淡忘时，我们还去讨论他曾经的错误，就会使人感到我们对他人弱点的耿耿于怀。所以，我们在批评他人时，应着眼于当前的情况，避免去翻陈年老帐。

（三）在他人主动谈论自己的问题时批评　在电视剧《继父》中，老关头和徒弟谈到自己的苦恼，因为过分严厉，坚持原则，和几个继子女关系都不好，一向对师傅言听计从徒弟就势说出自己的看法，“您看，辣椒好吃吧，有它能下饭，可是太辣，人就受不了”，这翻话让老关头心服口服。

在很多时候，对方正是感到自己有不尽人意之处，才去主动与他人讨论，嘴上也许没有明说：“你给我提提意见吧”，但是其行为表现出对你的意见的尊重。由于对方有备而来，批评对他来讲，就不是突然的和难以接受的，此时进行批评就比突然提出的批评效果要好。

（四）在双方情绪冷静时批评　在对方情绪激动时，我们不宜提出批评，因为他很难理性地思考自身的问题，甚至会对我们的劝告和建议感到厌烦。尤其在对方是因为我们的言行而愤怒时，我们就更不要力图在这时向他人摆事实、讲道理了。因为这时的“帮助”不仅不会被他人接受，而且还会增添其怒火，使双方的争吵不断升级。

当我们情绪不冷静时，也不宜提出批评。有时对方的错误使我们感到恼火，如果我们心怀怒气地开始交谈，批评不可能是理性的，往往是情绪化的冷嘲热讽，或者是宣泄怨恨的指责抱怨，其结果只能激起对方的强烈反感，仍然达不到批评的目的。因此，当别人做了什么令我们生气的事，我们首先要使自己镇定下来，待自己冷静之后再去批评。

（五）在以下时间不宜向他人提出批评

1. 对方正要午睡或者晚间休息时。

2. 别人正在观赏使之入迷的电视节目例如足球比赛或者是惊险的警匪片时。

3. 他人正在专心致志地从事某一项活动例如写作或者是锻炼身体时。

除非紧急情况，一般来讲，当我们发现对方处于上述状态时，应该寻找另外的时间。

二、从“万恶的但是”说起——称赞到批评的过渡

在我们以往的教学中，曾经有同学提出这样的问题：本来我应该指出他人的错误，但是现在还要去称赞他人，这是不是太虚伪了？更有人这样说，干嘛要在肯定之后，又去说人家的缺点，所有的赞扬都被那“万恶的但是”掩盖了。这当中存在着一些误区，把看问题的全面，当做一种花言巧语，好像在捉弄别人。的确，沟通不是语言游戏，要讲究真诚待人，但是这并不妨碍我们运用心理学的方法去解决问题。

心理学家的研究发现，人们接受批评的一个重要心理障碍，是担心被他人批评之后，自己会很丢面子，而打消这种疑虑的最佳方法就是先赞扬，后批评。因为赞扬会使人感到某种心理满足，批评者已经先给了面子，然后再指出对方的错误，对方就比较容易接受了，他会感觉自己并未损失什么，批评者并非全盘否定，只挑剔我的问题，而是先肯定我的优点，这说明人家还是善意的、全面的，自己当然没有理由不接受了。

从称赞过渡到批评的方法，也有其客观基础。因为每个人都是一分为二的，既有优点，也有缺点，不可能一无是处，他人在这件事上做错了，不等于在其他事情上也错了，我们需要称赞的，并非是他人的短处和弱点，而是他人在其他方面所表现出来的长处和优

点。这种一分为二的分析方法与违心地美化他人错误的虚伪，不可同日而语。

一些大学生和父母的关系不好，有时代变化导致的代沟问题，也有父母干涉子女太多引起的矛盾。有位母亲经常背地里看女儿的日记，女儿小王很反感，有一天在家里，发现自己的书包又被翻过了，她控制住自己的恼怒，这样去跟母亲交流："妈妈，我觉得您是一个特别能干的女人，事业上是强者，家务也是一把好手，让我和爸爸过得很知足。您也许太关心我了，希望了解我所有的想法，如果您能够尊重我的个人隐私，您就是一个更加出色的母亲，我会更佩服您的。"从这以后，母亲再也没有偷看过小王的日记。

小王就是成功地运用了从称赞过渡到批评的方法，如果她单刀直入地指出母亲侵犯个人隐私，那一定会令母亲感到很难堪，争吵在所难免。这以后，也不一定就能够改变母亲的做法。现在通过称赞的方式，让母亲在心情愉快的状态下，既看到自己在女儿心中的地位，又知道自己错在哪里，怎样才能得到女儿进一步的认可，这样的批评当然可以使母亲欣然接受。

在我们以往的教学实践中，有不少同学运用这样的方法，不仅成功解决了家庭、学校生活中的一些问题，还对以往看不惯、又敢怒不敢言的现象进行了制止，例如地铁上乘客乱扔废弃物，小区中养狗的人任由宠物便溺而不清理，公交车上一些不讲公德的行为，通过这样积极的交流，对方都有所收敛和改正。大学生是热情、有正义感的一群，在社会生活的很多方面发挥积极向上的作用，掌握这样一种方法，有助于他们实现社会责任感。

三、大家都被帅哥吸引了——暗示的方法

在新东方的英语课堂上，有些进来拍摄的人吸引了学生的注意力，一位老师有点讥讽地说："你们都多大了，还没有见过世面，注意力集中一点，我们上课呐"。同样的情景，另一位女老师这样说："看来同学们被这几位帅哥吸引了，可是这儿还有一位美女呢，可不要冷落她哦"，都是教师在维护课堂秩序，哪一种方法有效呢？显而易见，后一种方法是容易让人接受的。

暗示法是一种间接指出他人错误的方法。在很多情况下我们不必直截了当地告诉别人哪里做错了，而是可以通过某种暗示使他人

意识到自己的问题并且自行予以矫正。我们可以这样做的原因在于：人都是具有认识能力的，批评者应该充分相信并且启发他人的认识能力。一旦他人有了自我意识，对于错误的纠正就不是依据外部压力不得已的行为，而是一种自觉自愿的行为了。因此，暗示批评法既顾全了他人的面子，又启发了他人的自觉，是一种非常有效的方法。

下面我们再来分析一个例子。

在医院某科治疗室，护士一边在配液，一边还高兴地哼着歌，护士长见此情景，似乎是不经意地说："你今天心情不错呀！"，护士立刻意识到自己错了，表情显露出歉意和不好意思，从此之后，该护士再也没有出现过类似的情形。

在此例中，护士长使用暗示的方法使护士意识到自己在工作中的不专注，由于启发了她的自觉，因而不仅使她当时就予以纠正，而且对其以后的工作亦产生了良好的作用，有效地避免了错误的再次发生。

四、我和你一样，差点就犯了大错——认同的方法

在电视剧《谈判专家》中，有个19岁的女孩被人强奸后怀孕，男朋友又抛弃了她，一系列的打击使她不堪忍受，欲跳楼自杀。简洁警官赶到现场，女孩拒绝她的帮助："你不是我，没法理解我现在的处境……简洁告诉她："我和你是一样的，在来这里之前，我正躺在医院，差一点做掉肚子里的孩子，我的丈夫跟别的女人走了，我却怀了他的孩子……我们都没有权力因为那个负心的男人，毁掉自己的人生，现在我要感谢你，是你救了我的孩子"。女孩把手伸给简洁，重新开始生活。

作为一种方法的认同，主要是一方主动去寻找与另一方的共同点，进而引起对方对双方共同点的认可，这种方法在许多沟通技巧中都有运用。在批评中的认同是指：批评者在指出对方的错误之前，先谈论自己类似的错误，这种从批评者的角度做出的认同，会引起对方在心理上的认同反应——感到"彼此有共同点"，在此基础上再去批评，被批评者不会有"掉价"之感，因而比较容易接受批评。

我们在前面曾经讲过，人们接受批评的一个重要心理障碍是觉

得自己技不如人，很没面子，但是如果批评者先告诉你，他曾经也和你一样，也犯过类似的错误，你可能会想，原来对方并不比我强多少啊！然后再听他人的批评，你是不是就比较容易接受了呢？答案应该是肯定的。再看下面两例：

例1．在《人性的弱点》中，卡耐基谈到自己的经历，他曾经聘请19岁的侄女约瑟芬做秘书工作，刚开始她几乎什么都做不好，总是出错，但是卡耐基想，自己在19岁的平均能力还不如她，于是每当约瑟芬做错了什么时，卡耐基总是这样说：这件事你是做错了，但是你做错的程度并没有超过我，你比我在你的岁数时好多了。我自己曾经犯过许多愚鲁不智的错误，但是如果你能……不是更好吗？

在此例中，批评者首先在心里认定自己在与别人同龄时，工作能力还不如别人，因此在认同时，就不仅是一种嘴上的谦虚，而是发自内心的真诚；这种历史地、纵向地思考问题的角度亦值得我们借鉴。

例2．小李时常为楼上的邻居而苦恼，该户人家实在是太不考虑楼下邻居的安宁，不仅在白天东搬西挪，跑步、跳绳，即使到了夜深人静时还在不停地发出响动，于是小李决定找楼上人家谈一谈，她先从自己的经历谈起：原来自己也不太注意，早起晚睡时动静很大，尤其是孩子在家里拍球、跳绳，最终引发了楼下住户的抗议。然后她又提出了自己的批评建议。结果是楼上邻居不仅当时爽快地接受了批评，而且在日后的行为中有了很大改进。

在此例中，小李所碰到的问题是较为普遍的，人们一方面为自己的休息受到干扰而苦恼，一方面又为如何去批评楼上的邻居而困惑，许多人因为不好意思而选择了忍耐，也有些人用敲暖气管的方式提出抗议，其实，对于现代人来讲，什么地方出现了问题，哪里发生了梗阻，只要尝试着去沟通一下，问题的解决常常要比我们想象的容易得多。在处理邻里关系以及其他许多问题上，使用认同的方法不失为一计良策。

五、我一直看好你——名誉保全法

本系统一个年轻医生谈到他的经历，中学时，上课不太注意听讲，成绩也上不去，班主任老师私下找他谈：“你是我们班上最好的学生，我一直都很看好你，很多时候，你比张××（该班排名第一的学生）还要聪明，希望你能够不辜负老师的期望……老师这番话让他非常感激，痛下决心，改掉小毛病，成绩直线上升。

这位老师的批评，不仅没有直接指出对方的错误，反而给被批评者一个很高的评价，启发对方意识到自己的错误并接近那个很高的评价，即使对方没有意识到自己错了，他也会力图使自己不辜负他人的赞誉而在无形中纠正原来的错误。这就是名誉保全法。

人都是有荣誉感的，当我们获得某种荣誉时，我们会特别珍惜，并且努力使自身的言行与之相称。比如说你是所在医院评选出来的优秀护士，那么你无论在操作技术上，还是在对待病人的服务态度上，都应该做得比他人出色，这种要求不仅出自荣誉者本身，而且更主要的也是为了赋予荣誉的组织或者个人，因为我们不愿让给予荣誉的人失望。在一般人的心目中，错误与荣誉是不协调的，当我们希望某人克服其缺点错误时，可以先赋予他一定的荣誉、某种职位或者某种称号，于是他就会为了保全这种荣誉或称号而克服自己的不足。

这种方法不仅在学校，而且在一些工作单位或者社会组织中是经常使用的，例如让纪律上有些涣散的人管理考勤以提高其自我约束的能力，请性格过于内向的人担任团组织文体委员以激发其交往的活跃性，等等。一般来讲，这种方法对于克服那些经常性的弱点与不足是较为有效的。

方女士因为工作繁重，家务忙不过来，正巧邻居家的小孩上了幼儿园，于是方女士便请原来邻居的家庭服务员小李到自己家来工作。邻居介绍说，小李人还老实可靠，就是有点懒，有时有点毛手毛脚。果然小李第一天来收拾房间，就打碎了一面镜子，方女士不仅没有责怪她，反而关切地询问她是否伤到手，然后方女士说："我的邻居说，你不仅孩子带得好，而且还会做菜，但是她们说你干活粗心并且不太勤快，我认为她们说得不对，你今天刚来就把家里收拾得很干净，说明你眼里有活，你长得这么秀气，我相信你做家务也会很仔细的。"在以后的时间里，小李的确没有辜负方女士的信任，家务整理得井井有条。

在学生工作中，一些学生干部常用此法激励同学参与集体活动，当你听到别人说"这次活动成败，就仰仗你"时，你还会无动于衷吗？俗话说，好孩子是夸出来的。现在，我们把这句话扩展到所有人，好的言行都是鼓励出来的。

思考题：

1. 你认为选择批评的时机是否重要，请结合实例谈谈体会。

2. 小王的母亲有些唠叨，不仅小王尽量躲避，父亲也有些不耐烦，为了使家庭更加和睦，小王对母亲说："我觉得您有很多优点，工作上拿得起来，家里也收拾得井井有条，就是说话有点罗嗦，要是把这个毛病改了就更好了。"你认为小王的母亲能够接受她的批评吗？为什么？

3. 公交车上，一位20多岁的小伙子坐在座位上，旁边是一位白发老人，如果你想让那个年轻人给老人让座，能否用暗示的方法提醒他呢？

4. A同学在宿舍里随手乱扔果皮，B同学说：这里又不是垃圾场！你认为B同学的批评是否有效，如果是你，你会怎么说？

5. 护士在配合教授做手术，发现教授要用剪心脏的组织剪去剪线，这位护士既要保护精密仪器的性能，又要顾及教授的面子，她怎样说才好呢？

6. 小李看到妈妈新买的上衣不太好看就直言相告，结果妈妈很不高兴，你觉得小李应该怎样告诉对方呢？

第三节　欲把西湖比西子，淡妆浓抹总相宜——赞扬的艺术

当今社会对于人才的要求，常常把"善于激励自己和他人"作为必要条件。管理者用人的艺术，就是通过激励，最大限度地调动员工的积极性；教师要激励学生，引发他们的学习兴趣；作为教师，他也需要来自学校以及学生的激励以肯定自身的教学；运动员受到激励会创造优异的比赛成绩；子女得到家长的激励会更加自觉努力地学习；医护人员对患者的激励能够获得良好的配合和最佳的治疗效果；同事、同学之间的相互激励会使我们工作、学习的环境

“欲把西湖比西子，淡妆浓抹总相宜”，恰如其分的评价才能使听众准确地意识到被赞扬者一直为人所忽视的优点和长处，从而达到激励的目的。

更加和谐；夫妻之间的相互激励亦可以使婚姻之树常青不衰……无论扮演哪一种社会角色，在人生每一个重要的时刻，我们都需要他人的激励。虽然激励和赞扬有技巧，但必须建立在实事求是的基础上，一味的夸大其词，阿谀奉承，常常适得其反。“欲把西湖比西子，淡妆浓抹总相宜”，恰如其分的评价才能使听众准确地意识到被赞扬者一直为人所忽视的优点和长处，从而达到激励的目的。虽然激励不完全等于赞扬，它还需要一定物质方面的机制，但是赞扬无疑是一个懂得激励的人所必备的本领。

一、赞扬是每天都要做的事情

在多年以前，年薪就已经达到100万美元的施瓦步先生这样阐述了他的成功之道：“我认为我所拥有的最大财富就是能激起人们极大的热忱，而激起人们极大热忱的方法就是去鼓励和赞美。我从来不指责任何人，信奉激励别人去工作。所以我总是急于表扬别人什么，而最恨吹毛求疵。如果说我喜欢什么东西，那就是诚挚地赞扬别人。”由此我们可以看到，一个被称作天才的成功者与我们这些普通人的区别：后者总是急于批评别人的什么，而在应该表扬别人的时候却沉默寡言，无话可说了。因此，在学习赞扬的艺术之前，先要克服自身刻薄、挑剔的弱点。

（一）成功者的秘诀就是给予表扬　卡耐基在《人性的弱点》中提出，“表现真诚的赞扬和欣赏”是为人处事的重要规则。这并非是卡耐基本人的发明创造，而是对许多伟人、成功者实践的总结，他发现：使一个人发挥最大能力的方法是赞赏和鼓励，因为每个人都有“做个重要人物的欲望”，正是这种欲望和感觉，驱动着人类文明的进步，促使人们（无论是伟人还是凡人）从不同的方面实现自己的愿望。

世界上许许多多的名人和伟人，无论他们是科学家、艺术家抑或体育明星，其成长历程绝非是一帆风顺的，在充满荆棘和泥泞坎坷的奋斗道路上，坚韧不拔的意志固然起了重要作用，但是在他们最为困难的时候，周围相关人士的鼓励、赞扬和肯定亦成为他们继续拼搏直至取得最后胜利的原动力和强支撑。

著名作家狄更斯在其成名以前异常穷困潦倒，住的是老鼠横穿的货仓，虽然仍在不懈地写作，但却因为对自己没有信心而不敢在白天寄出稿件，常常是在夜深人静时悄悄地将它们投进邮箱，接下来就是等待、退稿……。终于有一天，一名编辑肯定了他的价值，写信夸奖了他，这个赞扬从此改变了狄更斯的一生，使他从一文不名的人成为一个闻名世界的巨匠。

许多企业家、管理者，都具备超常的知人善用能力，他们能够很好地激发下属的积极性，将事业由小做大，蒸蒸日上。相反，一些从不称赞下属的领导，连最基本的人员稳定都做不到。

在某大医院××科，近年来人员调动频繁，而人们的去向并非都是"攀高枝"，往往新换的单位在待遇方面、业务发展方面并不比××科强，那么，是什么原因导致人才的流失呢？该医院一位在职人员学习了我们的沟通课程之后，找到了症结所在：××科的主任无论是在人前人后、大会小会上，从不表扬任何人。这在相当程度上挫伤了人们的积极性，所做的一切都得不到领导的赏识、认可，谁还愿意在这样的环境中工作呢？也许这位主任并非视而不见，心里还是有数的，但是你不表达出来，如何满足下属的荣誉感和成就感呢？

在我们以往的教学实践中，有很多同学尝到了赞扬的甜头：在一次全学院拔河比赛中，个头、力气均不如人的某班同学取得了亚军，班长在会上表扬了每一个参赛队员，她从大家脸上看到了洋洋喜气。紧接着，同学们又齐心协力，一举夺得全校韵律操的亚军。该班班长充分感受到了赞扬在激发团队精神和集体荣誉感方面的神奇效力。

赞扬为什么会激励人奋发向上？这是因为，现代人比传统人更加注重自我意识和自我实现，对于荣誉感和成就感的需要也超过了以往任何时代。一个人具有的长处、优点和取得的成绩，总希望得到他人与社会的承认，赞扬就是一种最直接、快捷的承认方式。当人们内心深处这种高层次的需要获得满足时，就可以生发出一种向上、进取的动力，进而追求更大的成就和荣誉。

（二）赞扬帮他找到自信　电视正在播出一个访谈节目，看着那个谈笑风生的小伙子有点眼熟，后来字幕打出他的工作单位和名字，才发现，他原来就是我们学校学生。在我们讲授沟通的课堂上，他曾经不善表达，口音又很重，每次发言都会引人发笑，但是一次次地战胜了胆怯，每次课堂讨论都要抢着发言，从不错过，勇敢地当着60个同学的面，讲述自己在与人沟通中的成败。后来他在学习沟通的体会中谈到，他之所以一次次地站起来发言，就是"为了听老师的赞扬”，每次发言后听到的一句赞扬都会成为下一次参与的动力。到课程结束的时候，他的沟通、表达能力已经有了较大提高。他说，是赞扬使他变得自信，这些赞扬可能会影响他的一生。

还有一位同学讲到自己中学时的经历，因为物理学得不好，差点就放弃这门课的学习，但是在一次课堂上因为回答了一个问题，受到了老师的表扬，这使她永远记住了这节课，重新树立了学好物理的信心，最终物理成绩取得了长足的进步。

其实，在我们每个人的人生岁月中，都可以找到类似的经历，我们会为他人的某一个赞扬而欣喜、振奋，然后我们会默默地暗中努力，使别人的好评得以维系，并且去争取更多的赞扬。在赞扬声中，我们成长起来，自卑的人开始自信，不断地有所进步。己所之欲，何不用于他人？况且赞扬是取之不尽、用之不竭的。

（三）不在唾沫的海洋中游泳　在网络上，有人写过这样一篇文章《学会在唾沫的海洋中游泳》，因为自己各方面都很出色，所以招徕周围人的妒忌，为了让自己不受他人非议的干扰，就努力让自己平和心态，不管别人怎么说，我就做我自己。这篇文章有它积极、自信的一面，就是那句耳熟能详的话：“走自己的路，让别人去说吧”，但是，从另一个方面看，一个善于赞扬的人，是有能力改善人际氛围的，他可以还海洋一片纯净的蓝色，而不被唾沫污染。

一个真正有自信心的人同时也会信任自己周围的人，一个接纳自己的人当然也能容纳别人，一个积极向上的人对他人的看法亦应该是积极的。当你自己从生活中获得有关个人能力以及品质的良好评价时，你也应该以此去看待他人，当你从好的方面去评价别人时，别人亦常常可以做到你所期待的那样。

诺曼·卡曾斯曾经指出：“你容易发现你所寻找的东西，你用良好的思想和态度待人，就会使他们本来具有的好品质表现出来。如果你以怀疑的严厉批评的态度对待他们，他们就会使你看到你所厌恶的东西。严厉的感情产生严厉的现实。”这就是说，我们对他人的态度影响着他人的实际表现，我们自己的耕耘影响着我们所处环境的收获，因此，当我们对周围人有所不满时，首先需要改变的是自己。

1. 消除隔阂，增进和谐　在某单位，小王与同事老张因为一点小事发生了争吵，过后谁也不愿先去与对方和解，虽然两人同在一室办公，但是形同陌路。还是老张找到了缓解的机会，她在向小王发放办公用品时说：这么漂亮的小姐怎么能用这么破旧的笔呢？来，换只新笔吧！小王当即喜形于色，心想，到底是老同志有涵养，自己还有什么理由较劲呢？从此两人和好如初。

在我们的课堂讨论中，不少同学谈到与父母关系的问题，他们感到随着年龄的增长，与父母间的距离越来越远。为了恢复往日家庭的温馨和睦，同学们运用了赞扬技巧。一位同学在课后，第一次提笔给母亲写信，除了真情的流露之外，主要是对母亲加以赞扬，她发现，过去很少赞扬母亲，所以没有想到，原来母亲身上的优点远比自己写在纸上的要多。这封信使母亲深受感动，她马上给女儿打来电话，慨叹女儿长大了许多。

赞扬给了他人一个好心情，使对方由紧张、戒备、敌视到轻松、愉快、亲切，可见，赞扬是建立友好关系的敲门砖。它不仅可以用于与生人的接触，也可用于许久不见的友人相聚。在当今社会，各种名目的聚会还是很多的，这在一定程度上反映出现代人对友情的渴求，而时间、空间也会在原来的熟人、友人中间产生距离，使人家感到某种疏远与陌生，此刻如果你能迅捷地找到对方值得赞美之处，亦能消除彼此的拘谨，恢复往日的亲近。

2. 增进你在人群中的凝聚力　我们对他人的态度当然亦会影响他人对我们的态度。当我们充分尊重他人并且给予积极评价的同时，也就增加了令他人更加尊重我们并且采取行动来回报我们的机会。这就是沟通的精髓——双赢——在赞扬中的体现。

黛博拉·本顿在《狮子不必咆哮》一书中写道：“你尊重他人，按他们本来面目接纳他们，不评判他们，一般说来用欣赏的眼光看他们，你与他们都会受益。你不轻易指责他人，人们就会感到易于与你相处，你越讨人喜欢，就会有越多的人愿与你发展事业关系，这样就把自我设置的要去发现和纠正他人的错误的紧张心理压力除去了。因为你不认为别人正在把你看扁，因而也减少了你不必要的自我防卫。这样你就可花更多时间充实自己，并推进你的事业，而不是浪费精力去批评别人。”如果我们希望自己拥有朋友，希望自己在工作中多一些支持与合作，少一些障碍羁绊的话，那么就应该以赞扬为自己铺设一条成功之路。

（四）送人玫瑰，手有余香　赞扬别人不仅可以激发别人奋发向上，也能够促进自身的进一步完善。当我们不善于发现别人的长处或者是不善于恰到好处地给予别人赞语时，我们常常是封闭且自满自足的，用不着去寻找与发现，也用不着太多地提升自己，即使迫于时代的脚步而不得不跟进时，我们也只能是一种宏观的愿望和计划，较少能够进行微观且精细的自我设计。而我们所有人都可以翻阅自己的既往：我们有多少计划是真正兑现的？并且往往越宏观、越硬性的计划就越容易落空，因为人在本质上是有一定惰性的。

但是，现在当我们需要提高自己的赞扬意识和技巧时，就必须打开自己的眼睛和心灵，需要用心观察、主动去寻找他人身上的优点和长处，当我们越来越多地发现周围人原来有这么多可贵之处时，当我们越来越容易地说出别人的闪光点时，这种赞扬所带来的积极影响就不可能仅仅及于他人，而且也会返还于自身。因为我们在发现的同时，亦会汲取和吸收，使自己更加充实与完满。而这个自我完善的过程是在不知不觉中实现的。也就是说：我们赞扬他人时，并未考虑自己的目的，但是久而久之，我们会受到潜移默化的影响，因为我们发现与表达的，是人性的优点与人类生活的美好，我们深刻而主动地接触了这些美好的事物，那么，它们就一定会在我们这里留下痕迹和烙印。

（五）赞扬与恭维、阿谀奉承的区别是什么？

1. 目的不同　后者往往是为了谋取说者的个人私利，前者则具有为他人的目的。

2. 对象不同　后者主要是面向对自己利益有影响、有用处的权力人物，前者则可能遍及身边的所有人。

3. 来源不同　后者主要是来自人的嘴巴，与其内心看法往往是背道而弛的，前者则发自人的内心，是表里一致的。

4. 程度不同　后者常俱不实夸大之辞，前者则是实事求是的。

总之，二者的区别显而易见，无论是接受者本人，还是周围的人群，都不难辨别这样两种性质不同的表达。所以我们大可不必为自己真诚的赞语感到担忧。

二、“咱们”这个称谓用得好——给予明确、具体的赞扬

在我们的沟通课堂上，同学们在讨论与生人交谈的方法。姜同学讲到她购买茶叶的经历，进门就和老板攀谈：“咱们这个茶叶店的生意不错啊……在她发言之后，教师称赞她：发言简洁、生动，

尤其是在称谓方面，没有使用“你们这儿”如何，而是用“咱们”这样亲切的称谓，拉近了商家与消费者的距离。这样的称赞，让姜同学感到非常高兴，因为教师没有用“很好”来敷衍她，而是认真听取她的发言，实实在在地指出了她的优点。

（一）避免空洞含糊的用语　通常人们都比较容易做到笼统地赞扬，例如“你真是好人”，“你很了不起”，“你很漂亮”，但是在许多情况下，尤其是初次与人交往时，这类空泛、几乎对所有人都可以使用的赞扬就难免让人感到恭维和客套了。即使没有阿谀奉承之嫌，也难以产生激励他人向上，化解矛盾纠纷以及沟通情感等等重要的作用，因为它没有包含对被赞扬者的悉心关注。

美国社会心理学家范林纳德认为，不适当的赞扬可能会引起：被赞扬者的窘迫，意味着被赞扬者地位低下，降低对赞扬者的尊敬，滋生不满等。这主要是因为使用了含糊且不恰当的词语所引起的。例如“你今天的发言很好”，这句话并未表明赞扬的原因，对谁都可以这么说。但是如果你能用具体的语言来表达，例如“你今天在会上的发言有许多精彩之处，尤其是有关调动大家积极性参加秋季运动会的建议，跟我想到一起去了。”这样的赞扬表明你很尊重对方并且很认真地听取了对方的发言，对方才会感到你的关心和诚恳。范林纳德提出了具体化用语所要明确的三个基本情况：你喜欢的具体行为；行为对你有何帮助；你对这种帮助的感受如何。

我们现在来演示一下：

笼统的用语	具体化的用语
你的课讲得很好	我喜欢你讲课的方式，你设置了各种场景让大家实际演练，我很有兴趣参与，这会使我的交往能力得以提高
你太棒了	你取得了英语比赛的第一名，这对我也是一种激励，功夫不负苦心人，我要是像你那样用功，成绩也会提高的

通过比较我们可以看到，右边的用语体现了赞扬者的真诚和关注，较具人情味道，容易使双方的距离更为亲近。当然，在实际生活中，我们不可能总是运用这样标准的“三段式”，生搬硬套反而让人不自然，但是多从具体的事实出发，运用描述性的语言，是有

益于提高我们赞扬水平的。

（二）悉心观察，捕捉那些闪光的细节　怎样才能做到明确具体的赞扬呢？唯一的方法就是培养自己的观察力，使自己能够从一种场合、一个人身上敏锐地发现价值所在，然后用语言表达出来。

在日常交往中，我们稍加留意，他人的一个行为，一种见解，一段轶事，独特的个性、人品，有意义的经历，健康的情趣，得体的装扮以及房间的陈设布置等等，凡是能够映入我们眼帘、引发我们产生良好感觉的事物都可以信手拈来，为我们所赞赏，达到促进人际和谐，取得成功的目的。我们可以对下夜班的职工道一声“辛苦”，对别人做出的饭菜表示“合我的胃口”，称赞别人新买的服装“样式新颖”，领带或者发型“很别致”……总之，这种看似不经意、实则包含体贴与关心、质朴且具体的赞扬比漫无边际、华而不实的吹捧更富成效。

除了自己在实践中观察之外，也可以从电视节目中学习。比如在2007年快乐男声的比赛中，那些赢得选手、观众好感的评委，都有这样的特点：他们不会笼统地称赞选手：“你唱得太棒了”，而是指出他在哪些部分对歌曲进行了独到的处理，在何处制造了高潮，他的表情特点，舞蹈动作的感染力，甚至是选手唱完歌之后，对乐队鞠躬感谢，这样的细节都被评委捕捉到了，这样的称赞就是负责任的，让人心服口服。

三、别轻易说人家“女强人”——针对不同人的需要予以赞扬

配合北京人文奥运的宣传，《信报》开展了“社会公德大家谈”，有一期谈到了称赞的技巧。专家们谈到，对于一些成功的女士，很多人喜欢称赞她们是“女强人”，但是这恰恰是成功女人所不愿意佩带的高帽，因为女性就是女性，女强人的说法，常常是抹杀了女性的特点。她们的事业成功，已经是强者实力的证明，她们可能更在意自己身上那些女人的特质：母性、温柔、亲和力等等。

以往所说的“见什么人说什么话”，常常具有贬损的意味：指一些油头滑脑的人善于见风使舵，对有权优有势者极力恭维吹捧，对无利可图者趾高气扬，这种处事哲学当然不值得提倡。但是在当今这样一个注重沟通的时代，我们的确需要掌握与各色各样不同职

业、不同性情、不同信仰的人交往的本领。从赞扬的意义来讲，我们如果希望达到深入人心，激励他人向上的目的，就不能使赞扬只是停留在一般、表浅的层面上，而应该着力去挖掘为被赞扬者所特别看重或者说对他们具有重要意义的方面。

通常人们会在意哪些方面呢？人们性别、年龄、职业、人生价值观的不同都会对此产生影响，但是有一点是共同的：即人们尤其希望在自己没有绝对把握或者不太自信的地方获得赞扬。也就是说，如果我们赞扬那些显而易见、为大家所公认的优势和长处，他人固然也不会反感，但是他更在乎自己希望拥有但是又不敢自我断定一定拥有的品质，如果我们能够捕捉到这些可贵的方面，并且告诉对方，无疑会产生良好的效果。我们来看一些事例：

例1. 擅长采访世界名流的名记者伊沙克·马可森谙熟这种赞扬技巧，他深知对于一些企业巨子来说，如果你去赞扬他们的商业才能，绝不会使他们发生兴趣，相反可能让人觉得缺乏诚意甚至愚蠢，于是他就着重去赞扬他们在家政方面的技艺以及对慈善事业的关心，这样做的结果是使他们“高兴得象孩子一样”。另外一次是他去采访刚刚演讲完毕的大法官，他没有赞扬大法官的演讲抑或其铁面无私，因为这些对于大法官来说恐怕是太习以为常了，他是这样说的：“审判长，我真想不到一位主宰最高法庭的人，会这样富有人情味。”该法官立刻对记者报以满意的微笑。

例2. CCTV经济频道举办的《赢在中国》大赛，在选手们被淘汰时，评委们通常都会先给予他们肯定。这时的称赞，如果集中在选手的相貌外表或者是个性气质，都是没有太多价值的。只有当评委非常中肯地告诉他们：在他们的创业计划中，有哪些可取之处，哪些好的创意在进一步完善之后，会得到投资人的认可，这样的称赞不仅使落选者虽败犹荣，而且也有了一字千金的分量。

例3. 在我们以往讲授过这一技巧之后，学生们兴奋地报告了他们在实践中的成功。例如，学生小王的母亲还不到50岁，却整日叹息自己已经老了，小王决定帮助母亲恢复信心，她找机会与母亲翻看昔日的照片，边看边说：您在三、四十岁时还没有现在显得年轻漂亮呢！母亲非常高兴，当即决定以后每天练习健美操，还要去学习交际舞。又比如，学生小李对同学小毕说：“你的身体虽然胖了点，但是并不臃肿，因为你很匀称，而且很灵活。”小毕则说：

“太谢谢你了，我真是太高兴了。”小毕所以如此感激，是因为小李的话可能是别人从未说过的，这给了她很大的鼓舞和信心。

通过上述实例，我们可以看到，真正高水平的赞扬需要一定的针对性，这就要求我们能够更加透彻地把握人性，更加深入地了解他人。

四、“您家的花养得真好”——间接赞扬

在学习过“赞扬的艺术”之后，不少同学积极实践，尝试用不同的方式去赞扬和鼓励他人，在宿舍里，每当有人主动打回开水或者是打扫卫生，就在其床头贴上一朵小红花；看到室友床边贴满了所喜爱明星的招贴画，就找机会称赞她所喜欢的明星，这同样会使室友感到格外的高兴。还有同学成功地运用这样的方法，与楼上喜欢养花的邻居进行沟通，解决了管道漏水的问题。

尽管人们了解到赞扬的意义，有人还是难于开口，因为长时间养成了不善于当面说好话的习惯，并且它亦非一朝一夕就能改正的，那么，你可以先从间接赞扬开始。当然，间接赞扬绝不仅仅只是一种过渡手段，在有些场合，间接赞扬能够收到更为独特的效果。间接赞扬的方法又可以分为背后赞扬与赞扬相关的人和事两种。

（一）赞扬与他人有关联的人或事　有关专家提出了这种方法的要旨在于：你所要赞扬的某人，他所引以为骄傲的品行，被他人当着面引申到其他与其有牵连的人身上进行颂扬，使他听起来就如同颂扬他的品行一样悦耳动听，而又没有露骨的肉麻、阿谀之嫌。我们来看实例：

例 1．马律师为自己所承接的一桩民事案件来到某区法院，在与女法官交谈中，马律师提到该法院刚刚审结的一起人们普遍关注的名誉权纠纷，公正的判决引起了良好的社会反响。这番话的作用立刻显现出来，女法官那张严肃、紧崩的脸慢慢舒展开来。

在这一实例中，即使女法官没有那么严肃，双方所处的地位以及所要进行的工作也是不适宜直接赞扬的，而赞扬她所服务的单位，不仅使其内心获得一种满足，而且亦有提请她本人公正审理的暗示，可谓一箭双雕。

例 2．医科大学的李老师应邀到某医院授课，该院院长亲自迎

接。院长是一位年过半百的女同志，穿着又很朴素，李老师难以立刻找到合适的赞语。但她迅速地发现该医院的环境格外整洁，于是便说：这是我所见到过的最干净的医院，几乎所有地方都透着亮光，真是难得！院长也很自豪：这些工作大部分都是我们的职工自己做的。

通过上述两例，我们可以看到，在某些特定场合，对某些特定的人，或者是当你感到对方比较难于把握时，间接赞扬的效果会更好一些。

（二）在他人背后进行赞扬　与当面赞扬相比，我们可能更喜欢听到别人在背后对自己的好评。这是因为有不少人养成了当面奉承、背后诋毁的习惯。即便不是此类人等的曲意逢迎，也可能因为赞扬者水平的限制而让人感到有些许夸张的成分。现在如果从第三人口中得知某人对你的赞赏，你一定会感到某人是发自内心的真诚。来看下面的例子：

例1．在电视剧《百万新娘》中，英杰受到二婶的挑唆，对继母敏君充满敌意，处处与之作对，敏君不仅没有放弃对他的关爱，而且常常在背后，对奶奶和父亲说英杰“最近进步很大”“学习成绩有了很大提高”，当英杰从奶奶口中得知这些后，慢慢地改变了对继母的看法。

例2．在我们以往的课堂讲授过这方面内容之后，有不少同学使用这种方法去化解与他人的矛盾。例如，心直口快的小徐在无意中当众说出了同学小刘的个人秘密，小刘很不高兴，两人不再说话。后来小徐对同学小王说：“小刘非常聪明，在学习上又有独到的方法，复习所用的时间并不比我们多，但是考试成绩门门都那么出色，真让我羡慕！”。小刘从别人小王口中听到这些话之后，内心的积怨即刻烟消云散，很快两人就恢复了交往。

通过上述两例，我们可以看到，这种背后赞扬的方法在化解人际矛盾方面具有独特的功效。除此之外，我们还可以在其他场合使用，例如某人对自己缺乏信心，当你在其背后说某人其实很有能力时，亦会起到激励某人的作用。

总而言之，在人群中，永远也会有特殊的一族，对于那些不习惯直接听取赞扬的人，还有就是对于自己的上司，当众赞扬可能引起其他同事的反感，使用间接赞扬的方法，应该是万无一失的。

思考题：

1. 请你测试一下自己：你能否在很短的时间内列出同宿舍同学的10~20个优点？

2. 请将下列笼统的赞扬转换为具体的赞扬：

(1) 你很漂亮。

(2) 你是个好人。

(3) 你真有能力。

(4) 这儿的环境很不错。

3. 同屋室友新买了一件上衣，其他同学说样式、颜色都太老气了，该室友非常扫兴，你能使她高兴吗？

4. 有个医生提出问题：怎样赞扬病人？对此你有什么看法？

5. 你知道你的父母或者是你的好朋友在什么事情上缺乏信心吗？你能否运用赞扬的方法帮助他们恢复信心呢？

6. 在别人给予你的赞扬中，你最在意并且也是最希望听到的是哪些？并请分析为什么？

7. 在你自己的经历中，是否有过因为别人的赞扬而奋发向上的时候？

8. 当你与身边的人产生矛盾与隔阂时，通常是怎样解决的？有没有尝试过从赞扬去入手？

9. 小王发现自己的叔叔家庭关系不太和睦，她希望运用自己的沟通技巧去帮助他们，经过观察，她决定先做婶婶的工作。她认为首先需要取得婶婶的好感，你知道怎样才能做到这一点吗？

第四节 岂知灌顶有醍醐，能使清凉头不热——提高你的说服力

人们常用“醍醐灌顶”、“茅塞顿开”等成语来形容高明的意见使人受到很大启发，如何能在与人沟通中让你的意见听起来有“一

语惊醒梦中人”的效果呢？那需要提高你的说服力。有人提出，21世纪出色的白领员工所必备的能力之一是说服力。因为工作最有成效的员工往往是那些懂得如何表达信息和思想，能够得到别人理解与支持的人。出色的游说能力在未来更多的人际交往中是也必不可少的。其实，这种能力不仅应为白领所具备，而且应该为具有多重社会角色的每一个现代人所具备，因为说服在社会生活的各个领域中都是广泛存在的。

说服就是使他人接受自己的意愿和要求，使他人信服自己的观点。可以是一种信息传递，例如教师在课堂上传授知识讲述理论、医护工作者向病人讲解应知事项、管理者做出一项工作安排；也可以是寻求帮助与支持，例如职称晋升的报告、向领导表达自己的要求；还可以启发和引导他人，例如广告就是对人们消费需求的引发；还具有劝解的作用，当纠纷发生时，有效的说服可以化解矛盾，使双方互谅互让。当对方固执己见时，说服亦可以令对方放弃原来的错误和偏见。

总之，在一个人与人相互联系的社会网络中，我们有许多意愿都不可能单独地予以实现，我们要做的事情需要他人的配合与支持，因此我们必须运用智慧和诚意，不断地说服他人，使他人理解我们，言行有所转化，最终达到双赢的目的。

在现实生活中，很多人常常不能实现自己的愿望，不仅得不到他人的支持，有时反而被对方所说服，这主要是我们缺乏相应的表达技巧和方法，对人心、人性缺乏充分的了解。而我们所有关于说服的技巧与方法，都是建立在对于人心与人性的分析基础之上的。

一、从一封求助邮件说起——了解对方才能“对症下药”

一位做学生思想工作的老师曾经收到这样一封求助信，写信人是一个在读研究生，他希望出国去深造，但是遭到导师的强烈反对，他很苦恼，既不愿意放弃出国的愿望，又不希望与导师关系搞得太僵，他想知道怎样才能够说服导师，同意自己出国。

面对这样的求助，我们能够给出的建议，就是要去深入了解导师反对的原因，是对他所去的国家有偏见，还是希望他在国内发展，抑或是手头的项目需要他的帮助，只有了解到导师的真实想法，才可能有针对性地说服他。

（一）了解对方的内心世界　他人在坚持自己的意见时，往往会有诸多方面的理由，有些理由是公开告诉我们的，还有一些则可能隐藏在其内心深处，不愿意或者是不便向我们袒露。如果只是针对那些已知的理由，则很难做到有效的说服。在对方未予告知真实理由时，只有根据以往的经验结合现有已知的情况去综合分析，并且尝试着去碰触对方的内心世界。例如，某单位领导拟安排赵女士到库房工作，在征求意见时，赵女士提出库房工作责任重大，恐怕自己难以胜任。这是不是赵女士内心的真实想法呢？根据以往的工作表现，她是能够承担一些重要工作的，那么究竟是什么原因影响她接受这项工作安排呢？可能是她与其他库房管理员关系不合，也可能是她认为库房工作比较单调、乏味，或者是一个比较讲究衣着的女士害怕库房工作中的搬搬运运又脏又累……这些原因通常是不好意思向领导说出口的，但是作为管理者要想落实自己的工作安排，就必须掌握员工真实的内心想法，以便使说服工作更具针对性。

人本身是很复杂的，人们的内心不会写在脸上，我们通常看到、听到的常常是问题的表面，我们只有透过现象看本质，掌握他人真实的内心世界才能使我们的工作得以顺利进行。

（二）了解他人的性格特点　人们坚持自己意见的强硬程度以及对他人不同意愿的接受能力都会受到其性格特点的影响。有人个性较强，喜欢我行我素，对他人意见的接受非得经过自己大脑的过滤和筛选；有人则性情随和，善于遵从大家的意愿；有人富于理性，能够冷静听取他人看法；有人则感情用事，容易偏听偏信。通过日常生活与工作的接触，我们应该对周围人的性格特点有所了解和掌握，从而有针对性地采取相应的方法说服对方。请看实例：

例 1．某大学某班级小李性情较为急躁，有些争强好胜。班长知道他这个特点，一旦遇到需要他为集体出力的事情例如报名参加运动会或是代表本部门参加知识竞赛时，班长就去找小李，问他最近状态是否不太好，可能拿不到名次，要不要换人去参赛等等，这种“担心”，反而会激发小李一定要做出点成绩的决心与行动。

这个学生干部所使用的方法就是所谓的“激将法”，这种方法我们也经常使用，它对于那些比较要强，凡事都不愿轻易认输的人是比较有效的。

例2. 在《三国演义》中，诸葛亮针对关羽自负的性格使用了推崇法，当关羽欲从荆州去四川与马超比武时，诸葛亮这样劝导：马超等人只能同张飞比武，他怎么能与你比武呢？再说你守荆州责任重大，倘若有失罪莫大焉。这使关羽深感“孔明知我心也”。

这种推崇法的核心是将对方抬高，由此满足人的自尊心，当人的自尊得以满足时，接受别人的劝解就变得很容易了。该法适用的对象是自尊心较强且有些骄傲的人。

现实生活中的人是丰富多彩的，同样是性格直率的人，有些就适合于单刀直入，有些则需要有所铺垫，这又和我们将要与之讨论的问题的性质有关。因此，我们需要在实践中不断摸索，尽可能找到与对方交流的最佳切入点。

（三）了解他人的优势和长处　在了解他人的优势和长处的同时，也需要了解他人的短处，尽可能以其优势和长处说服对方。这种方法对于鼓励他人承担某项工作或者参与某一活动是非常重要的。当他人对一项活动、安排缺乏信心、热情、不太情愿甚至有所抵触时，如果我们能够告诉对方之所以这样安排，正是因为他拥有做好这项工作的优势，对方就比较容易改变原来的态度。我们来看一个事例：

某公司经理拟安排王小姐担任销售大厅的前厅接待，王小姐心存顾虑，她觉得自己不够漂亮，难以胜任公司“第一脸”的工作。但是经理告诉她，她的优势不在外形，而是具有一种“眼观六路，耳听八方”的本领，销售大厅的前厅接待最需要的恰恰是这种照顾左右的能力。而后，经理又把这番话在公司员工会议上重述了一遍，这使王小姐感到领导的重视与赏识，她愉快地上任了。

在我们以往的教学中，也有一些同学进行了成功的实践，例如在组织班级活动时，根据不同人的长处告知对方“这件事特别适合发挥你的长处，交给别人我还不放心呢!”，诸如此类的说法比起“我是班干部，你就应该听我的”等等效果是大相径庭的。而我们所以能够将他人的优点作为说服的有利条件，主要是使他人感觉受到信任和重视：既然人家如此看重自己，自己当然不能辜负别人了。于是，说服就变得简单容易了。

二、一位劝捐员的成功——引起他人的需要

Z女士是原来广州一家医院的护士，后来做了劝捐员，说服那些可能抢救无效的病人家属，在病人死后捐出角膜，这项工作的难度可想而知。她会拉着悲痛欲绝的母亲的手，轻声说，“假如春华（因为车祸危在旦夕）不在了，她的角膜可以救两个年轻人，您可以从那两个孩子身上看到您的女儿，我们要为捐献者立一座碑，刻上她的名字，让大家都记住她，而且取角膜也不是在现在……这番话，最终被这位母亲接受了。

卡耐基在《人性的弱点》中以“想钓到鱼，就要问问鱼想吃什么”为题，专门讨论了引起他人需要的问题，他说：“我每年都去钓鱼。我个人非常喜欢草莓和乳脂，但是鱼儿喜欢小虫。因此我去钓鱼时，钓钩上当然是放小虫而不是乳脂。”在现实生活中，可能没有一个垂钓者会在钓钩上放置自己喜欢的食物，但是却很少有人把这个简单的道理运用于其他的场合，我们通常是把自己的需要告知别人，例如“这里不能停车”、“这里不能吸烟”、“你陪我上街买东西吧”等等，这些说法都没有包含被说服者的需要，结果就可能是这样的：被迫服从或者依旧故我。这样的说服是失败的。

在我们讨论沟通问题的课堂上，同学们感到最困难的是说服亲朋好友戒烟，虽然他们是医学生，懂得很多吸烟对人体的危害，但是这种危害并非显而易见，要让一个人改变长时间养成的习惯和生活嗜好，谈何容易！大家开始思考，在他人的生活中，还有什么更重要的事情使他在意和关心，而这个更加重要的事情可能会与吸烟相抵触，当你找到这种需要时，就有可能成功。有一些同学成功了。李同学发现父亲特别在意其头发，在饮食和洗护方面都特别注意，当她看到报上一篇“吸烟促生白发”的文章时，便及时推荐给父亲，这次终于使父亲下决心戒烟了。

上述成功的实例告诉我们，当我们希望别人做某件事情时，首先要想一想，别人为什么要做，是为了满足我们的愿望？还是为了他自己的需要？答案当然是后者，例如病人去医院看病，他绝不是为了满足医生治病救人的职业准则和医生生存的需要，

而是为了解除自己的病痛；顾客购买某种商品也不是为了企业和商家的利益，而是为了他自己生活中某一方面的需要。虽然我们的愿望与他人的需要在本质上是不矛盾的，但是，在我们说服对方时，必须讨论与对方需要有关的问题，否则就难以达到说服的目的，因为人的行动是跟在需要之后的。

真正有影响力的说服不仅是有效的，而且是令他人自觉自愿的。因为人们总是对自己的需要感兴趣，那么我们唯一能够使其自觉自愿的方法，就是谈论他所需要的，并且告诉他怎样才能得到。我们再看个实例：

在我们课堂的课堂讨论中，有同学讲述了这样的事情。一次，同学们上街当义务交通服务员，负责车辆摆放与管理，在十字路口，有一辆“本田”停在马路中间，一位同学说：“喂，把车开走，那里不许停车。”开车人不仅不把车开走，反而凶狠地瞪了那位同学一眼。另一位同学走过去说：“您的车真漂亮，一定很贵吧”，司机有所缓和并且得意：“那当然”，同学接着说：“这里来往车辆很多，您的车停在这里很不安全，这么贵的车如果被碰撞一定要花不少钱去修，请帮帮忙，把车停到那边停车场上，谢谢您!”，开车人不好意思地说声“对不起”，然后把车开走了。

当我们从他人的角度和利益去思考问题进行说服时，问题就会迎刃而解。正如奥佛史屈教授在《影响人类的行为》一书中所说：“行动出自我们基本上的渴望……而我所能给予想劝导他人的人——无论是在商业界、家庭中、学校里、政治上——最好的忠告是：首先，撩起对方的急切欲望。能够做到这点的人，就可以掌握世界。不能的人，将孤独一生。”这里所说的掌握世界，应该理解为一种交往沟通的成功。这种成功来自于你对他人的了解和帮助。当我们在说服中尽可能多地谈论对方的需要时，对方接受我们的难度就会大大降低，与此同时，也就是我们的影响力得到有效的增强。

三、我的地盘我做主——居家优势的利用

针对现在中小学生难以戒除的网瘾问题，专家给家长一个建议：谈论这个问题，务必不能在孩子的房间里，因为专家一次

随访中发现，在母亲苦口婆心地劝说过程中，那个孩子始终懒懒地躺在自己的床上，连窝都没有动，这个谈话的场所就选择错了。

心理学家拉尔夫·泰勒做过这样的实验：按照影响别人能力的大小把大学生分成上、中、下三等，混合编组，然后到学生宿舍去选择若干计划中的一项，讨论的结果是遵从了宿舍主人的意见，尽管有些宿舍的主人是影响力低的学生。这表明，人们在自己或者自己熟悉的环境中具有更为明显的说服效果。心理学家就把这种效应称作居家优势。

为什么我们在自己的环境中会有更明显的说服效果呢？这可以从两个方面来分析。首先从说服者一方来看，由于是在自己或者自己熟悉的环境中，交谈中心理上比较轻松自如，易于理清头绪、说明理由，而主人的身份又在无形中增加了某种主动性和主导性，使讨论结果较多地向主人一方倾斜；其次，从被说服者来看，在他人的环境中本身就有些拘谨、被动，加之客人的身份更增添了对主人的尊重，总感到应该充分听取对方，给人面子，结果就比在其他地点易于接受对方的意见和请求。

在现实生活中，我们还可以找到许多例证，比如把领导请到本部门比找到领导办公室去反映情况效果要好，大家发表意见会比较充分，领导对于意见的听取较为耐心、接受程度也会更高些。当一方需要另一方给予支持合作时，当我们有求于他人的时候，当双方需要进行谈判时，常常会请人吃饭，为什么在饭桌上比较容易把事情谈妥呢？除了有利于双方接触、交流之外，最主要的原因是环境的中性化以及说服者东道主的身份，餐厅不是任何一方自己的环境，但是说服方东道主的身份使得原本中性的环境有了明确的倾向，自己增添了许多主动．主导的意识，对方则在作客过程中不知不觉更多地听取了说服者的意见。这种方式可以说是居家优势的一种演化。

总起来说，居家优势不会为我们的说服增添任何实质性的内容，但它却可以在我们具备充足的论据和理由时，帮助我们减少说服的难度，加大自己成功的力度。因此，当我们颇有道理时，不妨利用居家优势来说服他人。即使不能在自己的地盘讨论问题，也要尽可能选择中性的环境，以免对方运用居家优势产生对抗心理。

四、她放弃了报复的念头——事实胜于雄辩

在我们成人教育的法律课堂之后，有个学生对教师表达了谢意，这不仅是因为她学到了许多有用的法律知识，更重要的是，一次刑法课，使她避免了违法甚至是犯罪。她的男朋友移情别恋，喜欢上了另一个女人，痛苦之余，她想到去那个女人的单位大闹一场，让那个女人当众出丑，刚好我们课上谈到了犯罪的社会危害性，举出一个类似的案例：一个女人因为怀疑丈夫有了婚外情，就到情敌单位去败坏他人名声，后来被认定犯了侮辱罪。这个案例给她以深刻的影响，她放弃了报复的念头。

来分析一下自己的生活经验：当看到某一种保健品的介绍文章时，作为非专业人士的普通消费者，我们是关心其对身体的作用机理，还是更注重其他消费者使用以后的现身说法？当一个成功者向我们展示其经验时，我们是喜欢听那些名言哲理，还是更关心他如何走出困境的具体做法？当我们倾听一门理论课程时，能够吸引我们注意力的是那些烦琐的推理论证，还是理论在现实中的运用？在一般情况下，人们都会选择后者。由此我们可以反观自己作为一个说服者，要想对他人产生影响，使他人接受我们的观念或者劝解，就必须依托事实的力量。

与前面所讲的增强说服力的方法相比，举出具体例证具有更为实质的意义，因为它不是从侧面、从无形中降低说服的难度，而是直接参与说服，构成我们话语的重要组成部分。在说服中，如果把道理、原则比作人体结构中的骨架，那么，具体的事实、例证就是血肉，骨架虽然是支撑，但是没有血肉，它也是干枯、没有生命力的。

（一）以真实可信的事例支持自己的观点和主张　当我们力图鼓励身患癌症的人同疾病做斗争时，固然也可以讲解病人的积极心理对疗效的有利影响，但是更为重要的是告知对方，我们曾经见到过哪些类似的病人战胜了病魔，至今仍生存得很好。在实践中，经常会有这样的事情：我们费尽口舌去劝说一个人，但是他固执己见，而偶然发生的一件事却会令他根本转变态度。

在电视剧《白衣天使》中有一段情节：玛尔塔医生所工作的那家医院将被地区卫生管理部门取消，玛尔塔医生多次找到医院的负责人，希望他为了这一地区病人的需要去据理力争，该负责人没有接受，但是一位因车祸被送来急救的病人终于使他明白了这家医院存在的意义……

事实总是有着强大的说服力。我们要善于利用已有的事件和教训去感染他人，使之受到影响并且有所借鉴。

（二）使我们的言谈生动有趣　这对于教学、演讲、报告等较为长时间的发言尤为重要。我们如果希望自己的发言能够被他人所接受，就要让他人认真地听取我们的讲话，但是如果说得过于枯燥无味，只有抽象的理论、一般性的原则或者是干巴巴的说教，别人就会丧失倾听的兴趣，无论你的信息、观点多么重要，对方都不再接收了。只有运用具体形象的事例和故事，把一幅有着活生生的人物和情节的画面展示出来时，对方才会被吸引。

（三）让对方从事实中得到启发和结论　真正优秀的说服者不需要磨破嘴皮，也不应该把话说尽，而应该让说服的对象参与到讨论中来，当他们自己有所感悟和觉醒时，其转变和行动的力度将会更大。让事实说话就会起到这样的作用。

（四）怎样才能做到“胸中有故事”

1. 积累自己的生活经历　在所有有影响的事例中，我们自己的亲身经历是最有说服力的，也是对方最可能产生兴趣的。因为站在说服对象面前的人比其他任何人都来得更加真实和具体。许多人说话所以没有份量，是因为他们自己缺乏实践或者是对于实践的总结。马克思曾经说过：思想永远都是被意识到了的现实。我们认为，一个人的思想力度当然和其生活经历有关，如果其生活经历过于简单，或者只是走过路过却没有看过，那么，他的思想就得不到提炼和升华。因此，我们学会积累和总结自己的生活经历对于说服是有双重意义的。

2. 从他人的经历中觅取　我们自己生活的时空是有限的，因此我们必须关注社会生活，关注他人的实践，并且善于从书本中搜集逸闻趣事，以充实我们的思想宝库，使之成为随时可以取用的资源。

五、为了孩子，请你远离犯罪——以情动人

一期《法治进行时》节目，在讲述一个犯罪嫌疑人被抓捕之后，主持人徐滔又补充了一个细节：年幼的孩子看见爸爸的样子，也学着双手抱头，站在墙边，这个情景让在场的警察都不忍再看，徐滔说到这里也是眼圈红红：每个为人父母者，为了孩子，一定要远离犯罪！

在说服过程中，有时候激发对方的感情比激起对方的理性思考更为有效。因为人毕竟是有情感的动物，人们的行为并不都是理性思考的结果，人们时常也会有感情用事的时候。我们这里所讲的动之以情，并非是使对方绕过理性、头脑发热地做出某种行为，而是运用情感的感染力，使他人内心受到触动和影响。我们再举两个例子：

例 1. 大家都看过精彩的国际华语大专辩论比赛，优秀的辩手不仅思维敏捷、妙语连珠，而且激情澎湃，善于调动观众和评委的情感，例如在一场关于“人的聪明才智是不是天生的”辩论中，反方一位辩手说道：“我们今天所以能够坐在这里与对方辩友进行辩论，是无数人辛勤努力的结果，我们怎么能忘记付出多少心血的教练、还有那些默默无闻的陪练队员呢……随着电视镜头的推进，我们看到了指导教练和陪练队员激动的表情，场上响起长时间热烈的掌声。这种念及师恩、不忘幕后队友的真情也感染了评委。结果可想而知，反方取得了本场比赛的胜利。

例 2. 张同学的母亲患有上呼吸道慢性炎症，因为症状不太严重且病程较长，病人反而不太在意了，该吃的药总是忘记服用。学医的女儿认真地研究了这种病的机理和危害后果，回家后即详细地讲给母亲听，开始还有点效果，几天以后母亲又一如既往地不吃药了，每次提醒她，反而让她很不耐烦。有什么办法既能促使她自觉服药又不会感到厌烦呢？张同学想到了以情动人的办法，她在桌边墙壁上写了卡片：“亲爱的妈妈，请您一看到它就吃一片药，为了爱您的女儿！”卡片下方的桌上摆着母亲需用的药盒。结果可想而知，没有一个母亲不会为女儿的真情所打动。

情感对人心的影响是巨大的，即使是比较固执的人，也有可能为亲情所打动。尤其是在当今社会，人们表面上终日为利益而奔忙，但是内心深处仍有对于真情的渴望，如果我们在说服中善于以情动人，就可以收到良好的效果。运用这种方法的要旨是找到那些能够打动人心的事件、细节，以富于情感的声调、语气和节奏真挚地表达出来。

六、下一个当事人就是你妹妹——善意威胁法

在电视剧《谈判专家》中，彭警官久经沙场，屡次成功说服当事人放弃轻生或者绑架，重新回归社会，但是他在家里却有些霸道，强求妹妹按照他的意志出国读书，在同事杨光提醒他要“多和家人沟通”时，还很不耐烦，杨光郑重其事地“警告”他：“如果你再这样下去，下一个当事人就是你妹妹！”这番话最终让他改变了对妹妹的做法。

有些人在说服中常常向对方强调：“听我的没错”，“这样做当然是有好处的”，但是这只是你的看法，对方不一定认同。假如我们换一个角度，不是从正面告诉对方，采纳我们的建议是多么正确的选择，而是从反面告知他，坚持原来的想法或者做法会产生哪些不利的后果，即使他还没有对我们的建议真正感到心悦诚服，但是可能面临或者要承担的不良结局使之更加不愿接受甚至有些惧怕，由此而生的某种“绝望”感使他意识到，接受我们的意见只能是目前唯一的选择了。我们再来举例说明：

有一对年轻夫妻，丈夫多次劝说妻子戒烟，从影响下一代到影响美容，但是经常熬夜爬格子的妻子总是表面接受，实际难改。某日，两人在户外看到一对正晒太阳的老夫妻，老先生健壮结实，精神焕发，坐在台阶上抽烟的老太太则形容憔悴，且不时发出剧烈的阵咳，年轻的丈夫不失时机地说：“你看，那就是未来的咱们俩，一个健康老头和一个病病歪歪的老太。我真是很为你的健康担心，许多人都是年轻时任由自己的不好习惯，到老年就要饱尝苦果了。”此情此景以及丈夫的苦口婆心，终于使妻子痛下决心：为了长远的幸福和健康，一定要戒烟。

善意“威胁”法在说服他人改变原有打算和行为方面具有良好的效果。之所以如此，是因为这种方法有助于拓展视野，

使人能够从事物的更深层次上去思考问题。当我们启迪对方的“绝望感”时，可以有虚有实，实的是将眼前可能出现的不良状况揭示出来（如谈判专家例），这对于比较紧急的事件或者是还不善于理性思考的小孩尤为适用；虚者如吸烟例，是将较为长远才会产生的后果描述出来，使对方有所警醒并经过深思后重新做出判断和选择。

我们在运用“善意”威胁的方法时应注意两点：第一，一定是出于善良的动机和愿望，不应包含恶意的威胁和恐吓，两者的区别点在于，我们说服对方接受的结果是否损害他人的利益而只对自己有利：第二，在说服过程中应有具体详实的分析，如果我们只是笼统、概括地下结论例如“你要是拒绝吃药，病情会恶化的”或者是渲染一些偶然的因素，也会让对方感到言过其实，反而降低我们的说服力。

思考题：

1. 在校大学生小王曾多次运用自己所学的医学知识劝说其父戒烟，但是始终未见成效，后来她对父亲说，“如果您不注意自己的身体，万一得了什么重病，我和妈妈怎么办？”父亲开始有所触动，你知道是为什么吗？

2. 一位产妇在出院几天后即因肚子剧痛而回医院治疗，在产科是否对病人此次“二进宫”负有责任以及相应的收费问题上，医患双方产生了较大冲突。受病人之托，马律师与院方进行了交涉，并使问题得以圆满解决。她主要谈了以下的内容：

我也曾经在卫生系统工作过，跟咱们医院也是一家人，虽然现在是受病人的委托，但是不愿意打“自己人”的官司。虽然医院不怕病人告到法院，但是毕竟得有专人去应付出庭以及可能的媒体报道等事项，这些事总归是比较麻烦的。再说病人的心理也可以理解，你我都是女人，如果是咱们生下孩子几天，就不得不把吃奶的孩子扔在家里，回到医院受这份痛苦，我们会怎么做呢？……

请分析马律师在上述谈话中，运用了哪些说服技巧？

3. 在你生活的校园中，你是否注意过如下的提示：

电话机旁：请留给别人一分钟！OK！

电视机旁：请爱护我们的电视！

卫生间内：请把家里的习惯带到这里来！

你是否按照这些提示去做了，为什么？

4. 你能否从以往的生活经历中，提取5~10个体现说服力效果的故事？你能否在一周之内，找到5个有说服力的事件？

5. 你是否参加过演讲比赛或者听过他人的演讲，你认为好的演讲应该具备哪些要素？

6. 怎样理解善意的“威胁”？通常你会在哪些场合使用这种方法？

第五节　我本将心向明月，奈何明月照沟渠——拒绝的技巧

谈判专家对那些轻生者或者是绑匪提出的要求，从来不会拒绝，哪怕是根本不可能做到的事情，例如“我今天就要见到我的女朋友（她现在在国外）”，都会说“好，我们马上跟她联络”，以便稳定对方的情绪，保证对方和人质的生命安全。

我们每个人，在生活与工作中，总是会遇到许多矛盾和纠纷，有很多愿望和要求无法得到满足，“我本将心向明月，奈何明月照沟渠”。很多时候我们都需要去扮演谈判专家的角色，用我们的语言缓解矛盾纠纷，促进人际关系的和谐。即使向他人发出否定信息，例如对他人的见解不予认同，对他人的建议不予采纳，对他人的要求无法满足等等，也可以令人平和地接受，做到“买卖不成情义在”。

一、需要说“不”的场合

沟通是最大限度地实现人们情感与思想的联系的过程，在这个复杂的过程中，我们不可能永远趋同于他人，我们还有自己的价值和准则，有时我们需要表达不同的意见，有时需要拒绝他人的要

> 拒绝并不意味着人际链条的中断，相反，它应该成为进一步交往的契机，至少也保留在原来的沟通水平上而不会后退。

求；无论从做人还是从沟通的目的出发，我们都主张抓住与他人接触的机会，得帮人处且帮人。但是我们也不可能不顾自己的本职，终日为他人的大事、小事而疲于奔命。以下情形尤其需要发出否定的信息：

1．与我们的人生观、价值观相距甚远的意见和要求。

2．他人希望我们在自己的职务权限内给予某种便利，而这样做有可能违反职业道德或者有关规定时。

3．他人的要求虽然合理，但是由于自身的时间、精力、能力等等限制使我们力所不能及时。

4．他人的与我们需求不相吻合的劝导，例如销售人员的推销等等。

应该说，在工作场合，我们每一个人，无论你是不是领导者，在你自己的工作范围内，都负有一定的管理职责，有管理，就有管理的规则，那么，你就难免遇到不遵守或者想要突破规则的人；在生活中，我们亦有自己的偏好和准则，即使对于身边最亲近的人，我们也不可能事事言听计从。因此，拒绝随时都可能发生。

拒绝的难点在于：使他人自尊受到伤害，引发矛盾、冲突甚至是恶性案件的发生。例如恋人的分手、单位领导拒绝下属职工的要求而引发的愤恨。因此，我们往往在需要拒绝的事情面前感到左右为难：担心会影响双方的关系；害怕得罪他人；因为对方过于周到、热情而不好意思拒绝，例如在商场购物因为导购小姐的热情服务使我们“盛情难却”等等。

有没有办法使我们既可以顺利地拒绝对方又能维护好原有的关系呢？答案是肯定的。应该说，拒绝并不意味着人际链条的中断，相反，它应该成为进一步交往的契机，至少也保留在原来的沟通水平上而不会后退。要做到这一点，就必须掌握拒绝的艺术。

二、晃动手中的钥匙链——暗示法

王同学在麦当劳用餐时，碰到一些残疾人兜售他们制作的小礼品，她买过一个小钥匙链，以后再遇到推销的人，她就会晃一晃手中的钥匙链。这个动作的意思很清楚：我已经买过了，不要再向我推销了。虽然是拒绝，但是也很友好，没有伤害那些生存艰难的残疾人。

暗示拒绝法是指通过身体姿态、动作、行为等等非言语的信息传递拒绝的意图，目的是使对方免受直接拒绝的语言刺激，而能够从我们的举止上发现某种否定的味道，从而收回或者终止原来的要求。

暗示拒绝法是指通过身体姿态、动作、行为等等非言语的信息传递拒绝的意图，目的是使对方免受直接拒绝的语言刺激，而能够从我们的举止上发现某种否定的味道，从而收回或者终止原来的要求。心理学家提出了许多暗示拒绝的方法，我们介绍以下几种：

（一）倾斜身体与对方交谈　研究发现：当人们从事宗教活动或者面对圣者时，往往采取例如合掌等等左右对称的姿态；而当人们对他人有所轻视或者意欲拒绝时，则会表现出非对称的身体姿态，例如“倾斜身体”等等。因此，在我们与他人面对面进行交谈的过程中，当对方提出一项比较困难的问题或者要求时，我们可以倾斜身体表达“否定”，这里的倾斜身体说的是“我对此事不感兴趣”，“这件事还是免谈吧”等等。避免了直接用语言表达这些意思而使对方感到的尴尬。

（二）通过表示身体状态不佳的动作暗示拒绝　通常人们在身体感到疲倦时会做出转动脖颈、按揉眼睑、太阳穴等动作，这些行为本意是消除身体的倦怠、整理精神，同时也蕴含着某种否定的信息：你的言谈使我感到疲惫，真希望你能早些停止，让我能休息一下。

（三）中断微笑　我们在与人交往过程中，如果希望表达亲近与友好，双方应该是面带微笑的。但是此时对方突然提出一个让人为难甚至难堪的问题，另一方就可能中断微笑。这种表情的变化向对方传达着这样的信息：“你提出的问题不合时宜”、“这使我不高兴”、“这件事太困难了”等等。这些信息也许不一定马上能够为对方所领悟，但是表情上的前后反差会令对方感到某种紧张、不安，他感到再说下去可能招致拒绝，于是就会终止继续提问或要求。

（四）用沉默表示否定　在相互交谈中，沉默的用途是多方面的，有时是为了休息，有时是为了等待对方的发言，而更多时候是为了思考和暗示拒绝。如果你发现对方陷入较长时间的沉默时，我们就可以根据刚才的话题判断出对方或者是在思考，或者是在考虑如何拒绝我们的要求。反过来，当我们准备拒绝他人时，亦可以此法暗示之。

（五）以一种具体行为表示拒绝　这适用于他人已经做出的某一个具体行为。朱镕基总理在深入基层调查时，面对当地政府摆下的奢华宴席，总理没有说什么，只是带着自己的工作人员走向另外的餐桌，请人端上简单的工作餐。一言不发，照样拒绝掉豪宴，这种做法，既是一种拒绝，又包含了批评的意味，对当地官员的教育是显而易见的。

最后，我们在运用这些身体姿态表达拒绝时，还应该注意把握好分寸，因为其中有些动作姿态是不合乎交往礼仪要求的，要分清时间、场合、对象，不便使用时还应考虑运用其他的拒绝方法。

三、我也很想帮助您——转换拒绝法

在首都机场，因为飞机晚点，客人们想搬个活动椅子打牌消磨时间，找到一个服务员，她说："你看这就有一把活动的椅子，它暂时也闲着，我很想借给您打牌用，但是万一一会主管来查，这个椅子挪窝了，可能会批评我的……"虽然椅子没有借到，但是这一行人觉得，这个小姑娘挺会说话。这个服务员就是将拒绝的原因转向了不在场的其他人。

转换拒绝是将拒绝的原因转向其他有关的人和事物上，或者利用与话题内容相邻以及内在逻辑的联系进行转移，从而使对方不失自尊地接受我们的拒绝。具体方法又可分为以下几种：

（一）永远有效的"是，不过"句式　这是一种先肯定，再拒绝的方法。国外有的消费者团体，为避免消费者因为难以拒绝而不得已买下商品，发行了指导消费者如何拒绝的手册。其中谈到"是，不过"句式在拒绝中最为有效。因为开始说"是"，即承认了对方商品的价值、特色、信誉等等，继而再以"不过，家中已有同类产品"或者经济的、个人偏好等等原因进行拒绝，这样就可以避免销售人员进一步的说服与劝导。如果我们开始就说自己不需要或者是不喜欢这件商品，对方一定还会绞尽脑汁讲解它是如何如何好。

从心理学的角度来讲，人们对"是"的反应总比听"不"要感到愉快。一些心理学家认为，"是"具有联结人心的作用，一旦在双方之间架起这座"心桥"，再听到"不"就比较容易了。例如有同学约你去看电影，如果你上来就说"没有时间"，对方一定很扫兴，但是如果你说："听说这部电影很好，我也很想看，不过马上就要考试了，我的外语还差得远呢，只好改日再去了，真遗憾！"这样答复对方，两人的友谊是不会受影响的。又比如，在医院里，病人或者家属总是会提出一些额外的要求，比如要把躺椅搬进病房，多要一些纱布或者是到医院外面去活动等等，直截了当给予拒绝，有可能引起矛盾冲突，如果能够先承认“看护病人的确很辛苦”“我理解您想多要些纱布做清理”“我知道，您吃完饭不活动不好消化”，而后再说明不能同意的理由，就可以得到病人的谅解。

这种方法不仅可以有效地拒绝推销以及他人的一些具体请求，而且特别适合于否定或者对他人的发言、见解提出反对意见，具体对“是”的运用又可以有两种方式：

1. 在提出否定意见之前，先重复或者概括对方的意见。

虽然这种重复和概括并不意味着我们的赞同，但是毕竟表现出我们很认真地听取了对方的见解，这可以使对方产生被尊重的感觉；

2. 在否定对方的具体意见之前，先从对方发言中挖掘某种有价值的精神或者原则予以肯定。

掌握这一点对于管理者和组织者尤为重要。虽然下属、被管理者的意见不具可行性，但是他人提出来可能是出于对工作的关心或者是出于一种厚望信任等等，当我们对此予以肯定时，可以有效地保护他人的积极性。

总而言之，只要我们怀有与人为善的诚心，就一定能够找到可以说“是”的地方，使拒绝变得比较轻松，取得事情不成情谊在的效果。

（二）将责任转向团体或他人　我们前面说到的机场服务员，就是运用了这样的方法。这种方法的要点是不以自己个人的身份表示拒绝。这样做的结果是可以使对方理解我们的用意或者为难之处，有时也可达到令其反思本人要求的合理性进而自动放弃的目的。我们来看实例：

例 1．大学生小林在周末陪同母亲购物，母亲试穿一件上衣，导购小姐连声称赞，母亲有些动心，小林感到色彩与母亲的脸色不甚搭配，但她既不想让母亲扫兴，也不愿给热情周到的导购小姐泼冷水，于是便对小姐说：“这上衣的确不错，不过我妈妈买衣服通常是参考我爸爸意见的，还是改日让我爸来看看再买吧！”

例 2．一些在临床检验科工作的人，常常会碰到一些人不想交检查费的情形，这时可以先表达理解“看这一次病，花费是不少了，我也很想帮助您，但是医院财务制度很严格，科里也会定期检查，出了问题，我就说不好说了，也请您理解我们的难处。”

上述两例都可以达到拒绝的目的。例 1 中的小林首先运用了“是，不过”句式，然后又将责任归属于不在现场的父亲，自然且合乎情理。例 2 则是将责任归属于制度，启发他人对自身的理解，促使其对自我意愿和行为进行矫正。

（三）降低自己或者提高对方　一般来说，人们只要在名誉、自尊上没有受到伤害，内心比较平衡、安定，就能够顺畅地接受别人的拒绝。因此我们在拒绝之前，有时首先要做的是使他人心理上产生一定的满足，具体语言的表达，又可有两种方式：

1. 通过表达自己与对方要求的差距，来相对提高对方。

例如：面对某一项重任，我们可以“自己还太年轻，缺乏经验，实在担当不起如此重托”予以推辞；对他人所发表的意见和见解，可以“也许我的认识水平和理解能力很有限，目前对问题的思考难以达到刚才几位的水平”作为自己发表不同意见的开始。在这两例中，由于我们首先表达的是自己的不足，并未涉及他人的委托、意见有何不妥，对他人还有某种相对抬高的意味，这样就可以避免他人因为拒绝和反对而产生的不快。

2. 直接赞美对方以达到拒绝的目的。

韩石山在《钱钟书的赞语》一文中，提到了钱先生在一些书信中对几位年轻人的赞语，其中有几封信是在略显“夸饰”的赞语之后，婉拒了他人索要书籍或者是以自己的书为题写作文章的请求。我们可以想见，那几位年轻人得到了著名作家的赞扬，高兴还来不及呢，哪里还会顾及自己一点要求的未能满足？

在日常生活中，这种方法还可以运用于如下场合：

在购物中，面对导购小姐热情推荐，可以“你的身材、肤色都不错，这件衣服好象是为你设计的，别人很难穿出这样的效果”等语言表示拒绝。

在青年男女的交往中，对于他人的恋爱请求，可以“你各方面条件都很优秀，完全可以找到比我更好、更适合于你的恋人”等方式表达拒绝。

当然还应该注意，无论是降低自己还是提高对方，我们在语言上都不宜过分夸张，否则会让人感到虚假，反而有损双方的友情。

四、你还是拿2000元吧——退步法

中国警方谈判培训专家高峰，在一个节目中教市民在家中遭遇偷盗的做法：哦，你也有钥匙啊，我知道你一定是遇到了困难，否则不会进行这样的文学创作，你看，我这里一共有3400元钱，你是拿2000还是拿1400呢，反正给我留一点，我是要交医疗保险用的，大家都不容易嘛……

高峰教授的方法，就是一种退步，在保护自己生命，降低他人犯罪的路上，退一步又有何妨？在日常生活与工作中，这样的退步法也是非常必要的。

退一步海阔天空，做人要学会让步。在面对他人的要求，我们怎样让步呢？这就是我们对他人的要求给予部分的满足，而不是全盘的否定。应该说，除了极少数可能导致违法违规的要求，我们必须全面拒绝外，对于绝大多数意见和请求，我们都可以以退步的方法进行处理，使我们与他人的沟通与交流保持广泛的空间和余地，避免因为全方位的拒绝而导致人际链条的闭合与收缩。退步拒绝法，是指在态度上、行为上做出某种让步，答应他人的某些请求、肯定他人的部分意见，从而达到拒绝对方的其他或者大部分请求的目的。

（一）以和缓、温婉的言辞退让　人们在拒绝中最常使用的句式有：“这件事我无能为力”，“我不喜欢”、“我不需要”某个事物，“这是不可能的”等等。如果是针对那些可能触犯法规的要求，当然未尝不可。但是在现实中，对于一般仅仅是我们感到不便、较为困难或者是不合己意的请求，完全没有必要以如此生硬、不甚友好的态度予以回绝，这会让人感到你在为人处事上的冷漠与无情。

我们这里所说的退步是指一种尽力而为的态度，虽然在事实上难以满足对方，但是在言辞上可以运用较为和缓的句式例如：

对一项托付，可以说“试试看吧”；对盛情邀请，可以说“如果有可能，我尽量去”；对一个转托他人的请求，可以说“有机会我帮助问一下，但是没有太大把握”等等。

只要我们做出类似上述的表示，即使最后的结果没有达到对方的目的，他人也不会怪罪我们，因为我们毕竟是尽力了。大家可以回想一下自身的经历，真正做过的能够满足他人愿望的事情总是很

有限的，但是只要你能顾及他人的心理感受，在态度和言辞上表示一种关注和努力，维持原有人际的和睦是不成问题的。

（二）在行动上给人以部分的满足　高峰教授的方法，就是在行动上给他人做出部分让步。具体做法还有：

1. 当对方提出的某项要求我们难以满足时，可以主动提出帮助解决另一个问题，使对方从其他方面获得补偿。

例如：班里的文体委员动员你参加歌咏比赛，你却没有兴趣，这时就可以提出：我还是报名参加运动会吧，说不定还能为班里争名次呢！

2. 接受他人的部分意愿，使对方内心得到一定的平衡。

例如你在帮助别人之后，对方送礼表示感谢，你感觉礼物过于厚重，对于自己构成了负担，那么你可以接受一个小礼物以示领情。

3. 在对他人的意见提出反对意见之前，承认和肯定自己能够采纳的部分或者表示自己可以在哪些方面做出让步。

（三）给对方留有余地和希望　在许多选秀节目中，对于被淘汰的选手，评委们通常都会给予特别的鼓励："你一定要坚持自己的风格，你还这么年轻，通过你的努力，你还会再回到这个舞台上来。"这不是套话，现实的确是这样，失败是暂时的，努力者，事竟成。

这种方法对于负有一定领导、管理或者是教育职责的人尤为重要。当下属、被管理者或者被教育者提出一些暂时不切实际的意见要求时，如果给予全盘否定，势必有挫伤他人的积极性，因此在拒绝时应避免使他人感到彻底无望。例如某员工要求升职，领导虽然没有同意，但是却给员工某种希望："你目前的条件还不太成熟，但是如果你能够在今后一段时间内，提高自己的业务水平，改善与同事的合作关系，升职还是可以考虑的。"

在我们讲过这部分内容之后，有的同学把笔记拿给当经理的母亲看，母亲就用这种方法解决了难题：时逢年节，公司又接下了紧急项目，外地的员工多想回家探亲，母亲用"项目完成后予以奖励和假期"的承诺留住了员工，虽然员工请假未获批准，但是因为领导拒绝有方，他们工作的积极性亦未受到影响。

这种方法还可以用于父母对子女的教育上，对于子女购买某件东西的欲望，父母有时并不立即予以满足，而是给他们在学习上提出一定的要求，使他们了解到，只有在经过自己努力、取得相应的成绩之后，自己的愿望才能够得以实现。

总之，给对方留有余地和希望是一种开放而非封闭的方法，它不仅保持了交往的连续性，而且具有启发、激励的作用。

五、我会送你这本书——幽默加上客观理由法

在某个明星摔伤住院后，面对打探伤情的各路记者，主治医生巧妙地说：她现在的情况的确不好说，还要再观察一段时间，不过，我正在写一本书《我和×××在一起的日子》，到时一定会送给你们。这番拒绝，并没有冷冷地“无可奉告”，而是用幽默的方式，辅之以“正在观察”的客观事实，将否定信息传递出去，并未伤及与媒体的关系。

在回答的记者有关下界总理的人选问题时，朱镕基总理在谈到中国政府的民主之后说：“我觉得你提这个问题的时机恐怕是太早了一点，因为你提的问题的答案，连我都不知道。所以我就没有办法告诉你了。很抱歉……”这也是以客观理由（自身并不知晓）来拒绝对方的。

（一）自身条件的限制　对方提出了某一项要求，而我们恰好缺乏满足对方的条件（时间、能力等等），比如：朋友邀请你参加一个时尚论坛，你正在紧张地准备期末考试；表妹希望你帮助辅导英语，而你自己的英语还没有达到能够辅导他人的水平；你刚刚走上医护工作岗位，邻居即希望你帮助解决其住院问题等等。对于这些力所不能及的事情，我们就应该直言相告，不要含糊其辞，以免耽误他人。

在网络生活当中，也会有许多涉及现实的要求，比如拉着你参与某种游戏，索要你的联系方式甚至是见面，如果你不可能满足，都可以以幽默加上客观理由的方式予以回绝。

这里提醒大家注意两点：第一，在说明自身理由之前，仍然可以使用“是，不过”句式，即表达自己很想参加、很能理解对方或者很感谢对方的信任等等；第二，在说明自身理由之后，如果有可能，尽力给他人一些指点或者建议，比如推荐更为合适的人选，提供有关解决问题的思路等等。应该说，除非是我们完全陌生的领域，一般来讲，只要对他人怀有诚意，并且善于思索和积累，替别

人想点办法、出点主意是不成问题的。如果我们能够做到这两方面，拒绝就不会带来负面效果，相反还有可能使人际关系获得发展。

（二）社会理由的限制　这主要是指规章、制度等等方面的限制。我们来看两个实例：

例1. 周末，在某医院外科病房，一些暂时没有治疗只是等待手术的病人向护士长请假出院回家，其中一个病人还主动把切好的西瓜送上前，以便在更为轻松的气氛下提出自己的要求。护士长先是开玩笑地说：吃了西瓜也不批准你。然后耐心地向病人解释有关医院的规定，并且说明这样规定是为了对病人负责。结果可想而知，病人接受了护士长的建议。

例2. 某单位办公室，李秘书正在值班，同事兼好友小方来找，请李秘书在一本印有本单位名称的信纸上加盖公章。李秘书很清楚这是在开具空白介绍信，这样做不仅违反秘书工作制度，而且可能会产生违法甚至是犯罪行为，于是便说："虽然咱们俩关系很好，但是这个忙我实在是帮不上，加盖单位公章是必须有领导签字，而且这种空白介绍信是不允许开具的，万一你去做点'坏事'，最害你的人就是我了。"小方虽然感到李秘书有点不信任自己，但也能理解他对原则的坚持，于是放弃了初衷。

从上面的事例中我们可以获得两点启发：首先，即便是维护一种规则、制度，也不一定都要板起面孔、义正词严地教训他人，有时以幽默的方式表达拒绝更为有效；其次，在运用客观理由拒绝法时，需要辅之以说服，当然也就要视不同的场合选择相应的说服技巧。

思考题：

1. 公园里有一些健身者在踢毽，有些旁观的年轻人也想试试，甲先生说，"不行，皮鞋不成。"乙女士笑着说："您这皮鞋可不成，一踢这毽就坏了，您看我们都是布鞋，这毽可宝贝着呢，要不您踢我两脚都行，您可别把它踢坏了。"对于甲乙两人的拒绝，你愿意接受哪一种？为什么？

2. 请你在这个周末专门去商场训练自己的本领：当你试穿过很多件衣服之后，能否做到让导购小姐愉快地接受你的拒绝？

3．你怎样看待病人给医护人员送红包？如果你要拒绝，使用怎样的方式比较好？

4．李同学说，最怕别人约自己去买东西，因为怕伤了和气，所以即使不情愿，也从不拒绝。有时刚一犹豫，别人就会说：这点面子都不给！于是便同意了。为此浪费很多时间，感到很苦恼。

你能够给李同学提供一些有效的帮助吗？

5．假如你正在医院门诊的分诊台工作，候诊的病人非常多，有个病人请求让自己先看，你会怎么做？如果这个病人刚好是熟人，在众目睽睽之下，你会让她“夹塞”吗？

6．小刘经常上网与一位网友聊天，后来这位网友主动报出自己的真实姓名并且希望知道李同学的真名，李同学说：“名字只是代表一个人的符号，通过这个符号能够找到她就足矣了。名字是真是假又何妨呢？”

你知道小刘使用的是哪一种拒绝方法吗？

第四章　细雨湿衣看不见，闲花落地听无声——非言语沟通的意义和运用

在 2002 年法国总统大选中，希拉克的竞争对手提出“应当选一个精力充沛、富有活力、身体健康的人”当总统，而年近 70 的希拉克已经“年老体衰，精力不支”，“让位”的时候到了。针对这样的评价，希拉克的女儿兼形象顾问专门为父亲做了设计：穿上浅色的西服，换上新款的衬衣和皮鞋，将部分白发染成黑色，不再戴眼镜，说话要避免急躁。没有语言的反驳和较量，但是这种形象的转变很快就见效，在此后的民意测验中，希拉克就首次领先了对手 4 个百分点。

在 2003 年春夏全国人民抗击“非典”的日子里，很多人都对一个电视镜头留下深刻印象，那是一个住院的患者，他被隔离在不能与外界接触的病房，记者不能走进病房进行拍摄，我们无法听到他的话语，但是他透过玻璃向窗外的人做出了表示胜利的“V”手势。这里没有语言，却胜过语言，它表达了决心、信任，它鼓舞医护人员英勇奉献，激励其他病友战胜病魔，更呼唤所有中华儿女众志成城，共度难关。

非言语信息的影响决不限于政治活动和那些特殊的时期。在我

> “细雨湿衣看不见，闲花落地听无声”，非语言沟通常常作为沟通的细节出现，但却对沟通的成败有着极为重要的影响。
> 非言语信息、人在无意间流露的东西能够更真实地反映其内心和素养。

们日常的工作生活中，凡是在与人进行接触交流的时候，我们都会自觉、不自觉地发出大量的非言语信息，同时也会有意无意地从他人的身体语言中找到有用的信息。“细雨湿衣看不见，闲花落地听无声”，非语言沟通常常作为沟通的细节出现，但却对沟通的成败有着极为重要的影响。如果我们能够对非言语沟通有比较透彻的了解并且自觉地加以运用，沟通将变得更加有效。

第一节 惠而好我，携手同归
——非言语沟通的特点和作用

“北风其喈，雨雪其霏，惠而好我，携手同归”，在茫茫风雪中，两手相握，一个最平凡的动作，却见证了最不平凡的友谊。

一般人以为，沟通是要通过语言完成的。所以，很多应聘者会注重简历的精细和面试时的自我表现，但是随着竞争的激烈，用人单位更注重那些看似不经意的细节。据报载，某市一家企业在招聘业务人员时，采取了饭桌上选人才的办法：请初试入围者聚餐，以决高低。结果，饭后有 3 人被淘汰。主考官的理由是：A 先生吃东西的声音太响，令人不舒服；B 女士将菜里的骨头都吐到桌下，太不注意细节；C 先生在菜上来之后表现得迫不及待，有失涵养。类似这样一餐定胜负的方法已经为诸多企业所采用。这是因为，非言语信息、人在无意间流露的东西能够更真实地反映其内心和素养。所以我们应该注意自身非言语信息的发出和运用。

一、中国人在国外的有趣经历——非言语沟通的含义

影视演员方青卓曾经谈到她在国外的有趣经历，因为不懂当地语言，就用手势和体态表达，虽然闹出了许多笑话，但是最后还是找到了她要去的地方。还有两位中国学者在没有翻译的情况下出国旅行，在旅途中经历不少坎坷波折，他们用尽浑身解术表达自己：表情、手势、动作，绞尽脑汁琢磨他人，凭借超越国界的身体语言，他们顺利到达目的地。

非言语沟通也可以叫做身体语言，但是要注意，在使用“身体语言”时不要做狭义的理解，仅仅把它定义为身体动作，而应该广义地理解为在使用词语以外的一种人类属性和行为，这些属性和行

为具有为人类共享的含义。其信息可以是有意或者是无意发出的，同时，信息的接收与反馈也可以是在有意或者无意之间完成的。

怎样理解“为人类共享的含义”？任何人，无论他文化水平、社会地位有多少差别，无论他属于哪一个民族、使用哪一种语言，都可以轻而易举地从他人的脸上看到喜悦、快乐、愤怒或者恐惧，从鞠躬动作中看到尊敬，从点头、摇头看到看到肯定或者否定。无需借助语言即可以为人们所理解，这就是非言语沟通具有的为人类共享的意义。

非言语沟通的范围包括：身体姿态、动作，手势，面部表情，空间距离，语音语调，还包括在一个具体的沟通过程中说话者的特点如发型、服装、嗓音，听者的特点例如关注、微笑抑或厌烦、瞌睡，说者、听者和环境之间的相互作用例如环境、时间等等。

二、人为什么会咬文嚼字？——非言语沟通更加深刻、真实

弗洛伊德曾提出，要了解说话人的深层心理，即无意识领域，单凭语言是不可靠的，因为人类语言所传达的意识大多属于理性层面，而经过理性加工后表达出来的语言往往不能表露其真正的意向，即说出来的言语并不等于心中的语言。人的动作比理性更能表现人的“情感和欲望”。人们在什么情况下咬文嚼字呢？当然这会有两种可能，如果是在撰写文章时，那么你的目的是让自己的文字更确切，但是如果是在与别人交谈时，你这样做就可能是在变换自己的本意了。当他人对你表达好感时，可能是发自内心的真诚，也可能是为了某种目的而制造的烟幕。内心想法与言语表达的不一致有可能妨碍我们获取准确的信息，为了更好地理解交流的对象，我们就需要学会透视他人在语言之外表露出来的所有信息。

非言语沟通更加丰富和深刻。美国心理学家、人类学家霍尔认为，无声语言所显示的意义要比有声语言多得多，深刻得多。一张笑脸可能带给我们的有友好、快乐、自信、美丽以及许多语言所无法描述的感受。在抗击“非典”的日子里，病魔缠身、呼吸困难的病人与层层防护、包裹严密的医护人员不可能有太多的语言交流，他们用有限的身体语言相互传递着无限丰富的内容，病人用他们的眼神、用伸出的手臂表达了无助、对生的渴望、对医护人员的依

赖、信任和感激，而医护人员同样以自己的目光、倾斜的身体、伸出的手臂表达了关切、爱心、理解、同情、信心、鼓励。此时无声胜有声，在人类生死攸关的时刻，非言语交流充分显露出英雄本色：当人们有了太多的话想说或者是不可能说的时候，它就会以最简洁的方式表达最复杂的内容。

在日常的沟通与交流中，我们所以会出现对他人的误解，主要原因是我们过于看重对方说出来的一切，也就是我们用心去听了，但是可能没有用心去看，忽略了非言语信息。真正有效的沟通不仅要启动我们的听觉，还要启动视觉和动觉。只有对非言语交流了解得越多，并且运用得越加自如，沟通才会变得更加强劲有力。

三、成龙做了一个斩钉截铁的动作——非言语沟通的功能

成龙做客《艺术人生》节目，谈到他闯荡好莱坞的经历，他有一个准则："那就是有损中国人形象的片子，我绝对不拍！"，说这话的同时，他还做了一个斩钉截铁的手势，这个挥手的动作，强调了他的信念和做人原则，引起观众的强烈共鸣。

非言语信息本身复杂、深刻并且独具特点，但在多数情况下，它是在语言沟通的情境中与语言相互交织共同产生作用的。例如，单独一个向上的手势不能说明任何问题，只有在配合语言说明某个事物"呈现上升趋势"时，我们才能了解这个手势的意义。也就是说，大部分的非言语信息是和语言交流相伴左右的，因此，我们谈及它的功能亦主要是阐述其对于言语交流的功能。

（一）对语言进行重复　这是非言语沟通的一个主要功能，即通过多余的形式来重复语言。例如，我们会伸出手指重复口中的数量："1 个"，"5 号"，当我们说"不"、"是"、"再见"的时候，又会分别做出摇头、点头、摆手的动作。

这种重复看似多余，实际却是非常必要的，尤其是在讲述一些比较抽象的事物时，这些动作可以活跃人们的视觉，例如我们讲到"两个事物密切相连、不可分割，就象手心和手背一样"，此时伸出一只手掌，前后做一次翻转，这个手势就可以加深听者的印象。总之，作为语言的派生形式，这种重复有助于人们更好地理解信息的内容。

（二）对语言的否定　当非言语信息与言语信息发生矛盾时，非言语信息就会否定言语信息。一个人在听到招聘单位未能录取自

己的消息后，尽管嘴上说“没有什么”，但是从其咬紧的嘴唇、锁住的眉头和失神的目光中，可以表明他说得并非真话，其内心深处是很在乎这分工作的。

我们为什么能够听出他人的讽刺呢？要知道，讽刺所使用的语言是正面、不含贬义的，例如“你真是个好人”“你很能干”，但是如果说话者用一种特殊的语调，将通常称赞时所强调的重音变换位置，再加上并非庄重坦诚的神态，这些非言语信息表明的当然就是完全相反的意思。看来，发现语言和非言语之间的矛盾是非常重要的，否则我们就会发生根本性的错误理解。

（三）对语言的替代　这是指以适当的非言语行为代替语言进行交流。正是在这方面，非言语沟通具有独特的魅力。例如，在运动场上，运动员可以用手势传递战术，用相互击掌鼓舞士气，用拥抱和抛举教练表达胜利的喜悦；在课堂上，教师以目光鼓励胆怯的学生大胆发言，以静默不语等待肃静；在公众场合，可以通过与友人的对视表达相互的默契。

在许多情况下，非言语替代物能够传递比语言更加强烈的信息。尤其是在语言难以表达的时候，例如当他人身心遭遇痛苦时，用语言进行劝慰便显得多余或者是不协调，此时握住他人的手，拍拍肩膀或者拥抱对方都会起到安抚的作用。正象有的作家所说：“一个暗示，一个眼神就可以将一段长篇大论的要旨传递出去”，非言语沟通有时是可以“以一当十”的。

（四）对言语信息进行强调　曾经有一位律师要求他的当事人换去华丽的套装，改穿黯淡、宽松的外衣，以此强调她在法庭上对其所受伤害的陈述。除了这样精心设计的形象强调之外，我们在日常生活和工作中也常常不由自主地使用非言语信息对自己的语言加以强调：例如提高嗓音、加大音量使话语显得更具“威严”，放慢语速、一字一顿地讲解以示“重点”，用降低的音调、环顾左右的神态强调所说的“秘密”。

当人们以非言语信息去强调语言时，目的是引起对方的注意或者是产生说者所希望的情感效果如害怕、同情等等。但是如果运用不当，就可能适得其反，本来以为大嗓门具有威慑力，有时却让对方感到你理屈词穷，因为一般人都知道：有理不在声高。所以我们在运用非言语信息对语言进行强调时，要注意避免过于夸张。

（五）给予补充和修饰　在我们和他人进行言语沟通的过程中，非言语信息能够起到补充和修饰的作用。例如，在向对方表达友好的感情时，温和亲切的声音、倾注的目光或者身体接触都可以补充语言未尽的地方；当我们说出的话语有些苛刻、严厉时，如果面带笑容，就可能让对方感到我们并无恶意。前面曾经谈到沟通不限于面对面的形式，但是遇到重要事项，还是要争取面谈，因为我们可以充分地利用非言语信息增进交流的效果。

对于那些限时严格且短暂的活动，例如在应聘面试时，你能够介绍自己专业特长以及回答考官提问的时间都是有限的，单凭语言很难充分展示你的风采，但是你的着装、姿态、表情、动作、语调、语速等等非言语信息却可以起到很好的补充作用，它们从不同方面证明、表现你的素养和能力。如果是做晋升专业职称的工作报告，那么，非言语信息则会帮助你提升自信、权威的职业形象。

（六）调节沟通的方向和氛围　这种调节是指通过目光接触、身体位置、音调、触摸行为等控制语言交流的过程。这种调节的表现是多方面的：当对方欲言又止时，可以用目光给予鼓励；当双方有些不愉快时，微笑以及调侃的语调就能使气氛有所缓解和放松；当一方表现淡漠或者是有些敌意时，另一方利用身体位置的远近就可以加深冷战或者重修友好；当谈判陷入僵局时，在房间里的来回踱步将为下一个回合的胜利赢得良机。

非言语信息的这种调节功能具有较多的主动性和目的性。一般来讲，当一个人能够自觉运用非言语信息的各种手段对交流过程予以调节时，那么，他就会居于交流的主导地位，其言行就在无形中鼓励或者阻碍着他人对交流的参与。

四、一个二郎腿激怒了患者——控制自身的非言语信息

媒体报道过一起医患纠纷：试管婴儿的出生，并没有给这个家庭带来快乐，他们发现，精子可能被人换了。在找到医院交涉时，主管人员不仅用一些模棱两可的话来敷衍，而且“还翘着个二郎腿，完全不理解当事人的痛苦”，这种冷漠的样子激怒了患者，冲突在升级……类似这样一口痰毁掉一份合同，一个二郎腿吹掉一门亲事的情形并不少见。

当然，也有正面的报道，一个新上任的领导，在年终聚会时，

向一位面临待岗的职工敬酒，结果令这位职工放弃了犯罪的念头，他原本是准备用行凶的方式去报复前领导的。

非言语信息的发出，可以帮助人们建立和谐的关系，也可以引发矛盾冲突，这就需要我们随时予以调整。如果我们注意在日常工作和生活中注意观察，有些人相处很融洽，有些人则不够协调。那些相处融洽的人们在非言语信息方面总会有某些近似之处，在第一例中，如果主管人员能够做出一些相应的身体姿态，比如前倾、点头、表情的关注等姿态，就会与焦急的患者在身体语言上产生某种和谐的效果，就有可能控制事态的恶化。

因为沟通是随时随地都会发生的事情，我们发出信息的方式亦会影响到他人的接收，所以我们要有意识地控制自觉的身体语言，注意检查自己的非言语信息，寻找恰当而准确的表达方式，有意识地改变不利于交流的习惯，当我们努力做到了这些，就一定能够从沟通中获得回报。

怎样与沟通对象协调一致呢?

人们之间在身体语言方面会有很大的差异，有人表现得丰富活跃，有人可能既无面部表情，也很少身体动作，但是我们只要用心体察，就可以找到与交流伙伴相适应的方法。在运用非言语信息与他人协调一致方面，专家们提出了如下建议：

（一）逐渐做出与对方相似的手势、动作　可以使自己身体的上半部分或者是下半部分、或者是头与肩的高度与对方一致。如果沟通对象坐着，你也可以坐着；如果他是站姿，你当然也应该站起来说话；如果他靠在某处，你也可以靠在那里。总之，要自然而然地调整自己的体态，使自己在姿态、动作方面与对方相呼应。

（二）与对方在声调方面相一致　可以使自己在音量、语音、语调、语速、节奏、停顿等方面与对方接近；也可以调整自己的呼吸，与那些习惯深呼吸或者浅呼吸抑或是快速呼吸的人保持相似的节奏；还可以让自己在表达方式、语言风格上与对方相同。

（三）注意向交流伙伴的衣着习惯靠拢　对于比较重要的沟通场合，要特别注意自己的着装不要标新立异，如果不能事先把握对方的衣着特点，宁可让自己装扮得保守一些，也不要喧宾夺主。衣着的目标应该是让人感到亲切和蔼，同时又具有专业水准。

（四）控制与沟通对象的目光接触　通过观察对方与你进行目

光接触长短，确定自己与对方交流的时限。如果对方习惯较长时间的直视，你可以采用同样的方式予以回应；如果对方目光较为谨慎，你当然就应减少直视对方的时间。

在运用上述方法时，注意不要形成表面的模仿，那样不仅无益于建立融洽和谐的关系，反而可能会造成他人的反感。关键是要用心体察，以真诚的态度，为双方的交流做出自己的努力。

思考题：

1. 你怎样评判企业以吃饭选聘人才的做法？

2. 请你寻找身边的实例，说明非言语信息有时会决定一个人的成败。

3. 一些大公司要求员工上班时统一着装，你知道为什么吗？

4. 下面是沟通专家克里斯给出的对融洽关系的“引导测试”：你移动一下你的位置，看看其他人是否跟随你这样做，或者可以更加迅速或更加缓慢地谈论，也可以更大声或更柔声地说话，可以手拿一只笔随意搓弄或者摸摸肩膀、手腕，还可以喝一口水，等等。总之，无论你做什么，他人都将做出改变以适应你的变化。如果是这样，你们的关系是和谐的，交流亦可以进行下去。

请你按照上述方法做出测试。

5. 我们赞扬他人通常是要使用语言的，你能否用身体语言表达对他人的赞赏？

6. 一员工走进老板办公室，兴冲冲地想谈一项新计划，他问老板：这会儿有空吗？老板说：“当然有空”，此时老板看了看表，手里还在摆弄几份文件。这位员工该怎样做呢？

第二节　巧笑倩兮，美目盼兮
——目光交流的意义和运用

张女士在一家医院检验科工作，邻居托她找个专家看看病，看完之后特别不满意，说看病整个过程有10分钟，那医生连看都没有看她一眼。张女士又帮她介绍了另一位医生，这次虽然看病只用了5分钟，但是病人挺满意，因为医生会看着她。

形容女子相貌美丽，顾盼生姿，人们常用“巧笑倩兮，美目盼兮”。因为眼睛是心灵的窗户，它和人的内心世界紧密相连，能够打动他人，也传递着对他人的关爱。摄影记者解海龙曾经拍下一位大眼睛的失学女孩，她对学校的渴望打动了成千上万善良的人们，人们开始关注并且为希望工程解囊相助；在2003年抗击非典的日子里，解海龙再次拍下了戴口罩的大眼睛，她是一位医务工作者，眼睛中充盈着白衣天使的神圣，饱含着对病人的关爱和战胜疾病的信心。凡是看到这双眼睛的人，都会为医护人员的奉献精神所打动。

一、她为什么不喜欢那门课——看一看很重要

在我们的课堂上，有同学谈到中学时特别不喜欢一门课，原因是她觉得老师不喜欢自己，而认为老师不喜欢自己的理由，就是“上那门课时，老师从来没有看过”她。客观地说，在一个较大范围的空间中，老师的视野是有限的，但是也应该关注到各个角落，否则，就会让一部分学生感到被冷落，这样就会妨碍师生的沟通与互动。

行为科学家断言，只有当你和对方的眼睛相互注视时，彼此的沟通才能够建立。即使是一方在说话，也不是一种单方授予行为，而是相互刺激以达到目的的举动，例如你向他人诉说心中的烦恼，这种诉说并非只是说说而已，你希望得到他人的理解、帮助，这就需要他人用目光对你做出反应。当说者得到听者的反应时，说者也必须以目光维系着双方的情感交流。只有不断地保持目光的交接，沟通才得以实现。

（一）目光散漫者令人反感　“请你看着我的眼睛”这句话，不仅出现在影视作品中，也会在我们日常交往中出现。通常在何种情况下人们提出这样的要求呢？主要是担心对方可能说谎，所以才会躲避我们的目光。当他人敢于看着我们的眼睛说话时，我们才会相信他所说的话。这就给大家一个重要提示，如果你不能以目光正视他人，他人就会失去对你的信任。

有些人的目光躲闪，并非是想遮掩什么，而是因为紧张、胆怯，他们可能看着天花板，或者盯着自己的鞋尖、地面，这样同样会让他人对你的话产生怀疑，因为你的表情说明你缺乏信心。如果

一个推销员在上门推销时，可能因为是新手，他担心会受到拒绝而不敢看顾客的眼睛，那么顾客会作何感想：连你自己都不相信这个产品有多么好，我凭什么要去购买呢？看来，无论内心做了怎样精心的准备，如果你不善于目光交流，再好的语言组织恐怕都难以派上用场。

在很多时候，我们并没有发出“看着我的眼睛”的请求，但是他人游离的目光使我们非常反感。一些人形成了目光散漫的习惯，尤其是在公众场合，虽然面对一个固定的交流伙伴，但是他仍然在四处巡视，似乎总是在寻找什么。也许他在听你说话，但是这种散漫的目光可能会使你丧失交谈的欲望，你会觉得对方对你的话题不感兴趣；有些人甚至可能会感到愤怒，因为对方漫不经心的样子可能会隐含了某些不尊重。

在不受人欢迎、令人感到最不舒服的交往习惯中，目光散漫当为首选。我们称之为习惯，因为它不同于前面所说的有意隐瞒或者是因为心虚而做出的偶然表现，它似乎是无意而为，却又持久顽固。这种行为习惯有时和人的性格弱点如注意力涣散、不够专注有关。可见，沟通水平的提高并非是单纯技巧的事，它一定会伴随着做人水准的提高。

（二）倾注目光的人自己受益　李女士有过这样的体会，在她上中学的时候，语文老师当着全班同学说，“只要看到李同学那双专注的眼睛，我就感到高兴和鼓舞，就想把自己所有的知识都奉献出来。”老师的这番话又反过来刺激了她更为强烈的学习欲望，使她的成绩在全年级都遥遥领先；在她上研究生的时候，一位老师再次提到李同学专注的目光，它使这位年迈的老师感到教书育人的快乐，结果是李女士取得了学位课门门优秀的成绩。这些事例可以给我们以下几点启发：

第一，倾注目光的人其实是最大的受益者，他不仅可以从沟通过程本身获取知识以及各种有用的信息，而且凭籍目光赢得的好感还会带来他人的关注甚至是意外的回报；

第二，即使是教学这样以老师为主要说话对象的过程，都不是单方面授予所能完成的，同所有沟通过程一样，需要听者的关注，听者的目光会对说者产生良好的刺激作用，使得说者的兴奋度增强，思想更加活跃，传递的信息也会更加丰富、有价值；

在沟通过程中，我们所以强调目光的关注，是因为视线本身是有含义的，正是目光蕴含着诸多的功能，才使我们可以籍此调控气氛，取得配合与支持，完成我们的工作目标。

第三，当学生其实可以很巧妙，也可以很轻松，如果你经常用眼睛去“听”课，你就可以获得更多形象的记忆，这对获取知识是大有帮助的。

总之，无论是作为说者还是听者，我们都需要他人看着自己的眼睛。既然大家都不喜欢目光散漫的人，既然望着别人会带来那么多的好处，我们有什么理由不去倾注自己的目光呢？

二、小女孩不害怕了——视线交流的功能

一个十几岁的女孩需要做血常规复查，工作人员小刘在窗口几次喊她的名字，她都没有进来，小刘把窗推开，看看她，又点点头，暗示她没有事，进来做检查吧。在小刘关爱、鼓励的目光中，小女孩鼓足勇气，走进化验室。

在沟通过程中，我们所以强调目光的关注，是因为视线本身是有含义的，正是目光蕴含着诸多的功能，才使我们可以籍此调控气氛，取得配合与支持，完成我们的工作目标。

（一）情感的表达　这是视线交流最显著的功能，所谓人的眼睛会说话，首先就是它直接传达我们的情感。如果我们能够自觉地运用目光的情感功能，交流过程就会得到改善。例如，当发现交流双方可能陷入僵局时，我们可以在启动语言缓解之前或者与之同时，用亲切柔和的目光投向对方，对方在受到感染之后，亦会以同样的视线与我们交流，友好的视线交流可以使交谈双方保持长时间的目光交接，这将有助于打破僵局。

在抗击“非典”的日子里，躺在病房里孤独无助的病人，以他们的眼光传递对医护人员的依赖和感激，而他们能看到的，也只有医护人员的眼睛，那里有关爱和鼓励，双方这种情感的交流，无论对于哪一方都是至关重要的，因为他们面对共同的敌人。正是仰仗这样的信赖和关爱，病人一个个康复，医护人员亦完成了自己的使命。

当然，我们也可以有意的用目光传递对他人的不满甚至是愤怒，使他人检点自己的言行并且予以校正。

（二）威吓及施加压力　人们瞪起眼睛或者长时间盯视对方，都会对人产生一种威吓的功能。当父母要阻止较小的孩子做某件事情或者对其行为表示不满时，常常不需要使用语言，只是将双眼一瞪，孩子就知道父母生气了，于是就会收敛自己的行为或要求；当

警察面对铤而走险的罪犯时，也时常运用严厉的目光，在正义的目光威慑下，犯罪分子会感到害怕，继而缴械投降。

在某些沟通场合，我们也可以适当地运用这种带有压力的目光要求他人立即纠正其错误行为，遵循某些规则，或者是“告诉”对方不要说谎。当然，我们也可以反向地使用，即当需要减轻对方压力的时候，我们就应适当减少视线的接触。

（三）调节和反馈　调节的功能主要发生在数人以上较大的场合，此时的说者很难让自己的视线投向每一位听众，例如教师在几十人的教室讲课，就不可能关注到在场的所有学生。但是你应该牢记，所有的人都是听众。这就要合理地分配目光。怎样才能顾及全场呢？可以依照说话的重点，在适当时机分别关注不同的方位，同听者的某一部分进行视线的交流，在目光所及的方位持续数秒。这样反复的轮转，目的是让在场者感到你好像是在和他进行谈话，此时，他们会报以点头、微笑，示意你接着往下说。

做到关注全场并非易事，因为，有时我们会特别将注意力集中在自己的语言表达上，而忽略与听众的交流，还有时各个方位听众的反应也是不同的，例如教师有可能会更多地与那些反应积极的学生们进行交流，这样做的结果可能使那些黯淡的角落更加沉闷。所以我们要特别注意发挥目光的调节功能，尽可能调动所有听众的兴趣。

所谓反馈的功能，是指我们在与他人进行视线交流时，不要仅仅满足目光的交接，还要注意发现鼓励或者是消极的信号。当你发现听者表情冷漠或者做出一些莫名其妙的举动甚至开始打瞌睡时，就说明自己的观点出了问题或者不受欢迎，此时就应该对自己的发言进行调整了。

三、别像猫头鹰似的——注视的时间和部位

目光交流很重要，但是如果像猫头鹰似地盯住不放，也会让人紧张。我们和有些人交谈感到很舒服，和另一些人交谈则感觉不自在甚至产生反感，这就和目光注视的时间和注视的部位有关。如果我们希望克服目光交流方面的问题，并且更好地发挥视线功能，也需要解决这两个问题。

（一）注视的时间　目光接触的时间太短，会让他人感到心虚，胆怯，或者是缺乏兴趣，而长时间的目光与目光的直接接触，又会

造成他人内心的不安，有时会让人以为自己的外表有什么瑕疵。对于说者，适度的时限意味着“我正在对你描述事实，你应当相信我的话”；而对于听者，适度的时限意味着“我对你所说的内容有兴趣，请你说下去”。

究竟怎样才是适度的时限？在这方面会有文化的差异。对某些国家和地区的人感到舒服的目光接触可能会令其他国家和地区的人认为不敬，在一些文化中，避免眼睛接触是尊敬的表示。有的亚洲人在听别人讲话时喜欢闭上眼睛，似乎更能专心致志，但是这可能会使澳大利亚白人感到恐慌。

即使是在同样的文化里，交流双方也会因为年龄、性别以及熟识程度的不同而有所差异，例如对刚刚认识的异性朋友，过多的目光接触就可能引起误会。

一般情况下，在整个交谈过程中，你和对方视线相接累计达到50%～70%，就可以得到对方的信赖和喜欢。

（二）注视的部位　在朋友、同事相处时，有人会开玩笑说：你这么看我，真是不怀好意！这里所谓的“不怀好意”，并非一定是目光本身包含什么内容，而是由于目光注视的部位引起他人的遐想。如果你被对方从头到脚地上下打量一番，你一定会感到不舒服甚至是有所冒犯。当然，在不同的交往场合，注视的部位是有所区别的。

1. 公务注视　目光主要朝向对方脸上的正三角地区，即以双眼为底线，上顶角至前额。这适用于正规的场合或者需要认真处理的事项例如洽谈公务，磋商交易，谈判，领导同下属的谈话等等。对此部位的注视显得严肃认真，富有诚意。一个人如果能将视线总是落在这个三角地区，他就在相当的程度上把握了谈话的主动权和控制权。

2. 社交注视　范围是对方的倒三角地区，即双眼为上线，嘴为下顶角。这适用于一般交往的场合，对此部位的注视显得轻松随意，有助于双方在亲切和谐的气氛中进行交流。

3. 亲密注视　范围在双眼至前胸之间。这适用于关系比较密切的好友或者是恋人之间。有时，当交流的双方相互产生好感以后，也会采用此部位的注视。当然，这不适合于刚刚开始接触的生人之间，会令他人感到轻浮，没有教养。

在沟通与交流过程中，我们应根据不同的对象和内容选择恰当的注视部位，例如，当需要对某人进行批评教育时，如果用社交注视，就会消弱问题的严重性，使对方觉得问题没有什么了不起；如果用亲密注视，可能会让他感到窘迫；只有公务注视才是最合适的。

思考题：

1. 在与人交流时，你是否以目光注视他人，有没有从这种专注的目光中得到意外的收获？

2. 视线交流具有哪些功能，请举出生活中或者影视作品中的实例予以说明。

第三节　谁谓河广，一苇杭之
——微笑在沟通中的意义和运用

黄河虽宽广，一只草筏即可渡之；沟通的开始可能有些困难，但一个微笑就可能打开局面。

在迎接奥运的宣传活动中，北京街头出现了这样的宣传横幅："微笑是奥运志愿者的名片"，在各国友人面前，如果你是一个志愿者，无需介绍自己，仅凭你脸上的笑容，他们就能够识别你的身份，微笑就是友好使者鲜明标记。

在抗击"非典"的电视节目中，有许多电视片头以感人的画面或者是鼓舞人心的话语给观众留下了深刻的印象，其中一则话语就是"微笑，并保持微笑"。这是许多身处一线的医护人员对自己的要求，虽然他们全副"武装"，戴着厚厚的口罩，但是他们还是会提醒自己"保持微笑"，只有这样做，他们才能够使自己充满信心，同时给病人送去关爱和鼓励。微笑具有如此的穿透力，即使人们看不到它，也会感到其存在。

一、婴儿的笑脸也能改善候诊室的气氛——微笑传递了什么

世上可能没有人不喜欢一张微笑的脸，因为对你微笑的人至少传递这样的信息：我喜欢你，你使我感到快乐，我很高兴看到你。即使是婴儿的笑容，也会起到巨大的作用。在一家医院，人们感到等候的烦闷和空气的污浊，没有人交谈，是一位女顾客怀中报着的

九个月大的婴儿，以其天真无邪的笑脸打动了身旁那位烦躁不安的先生，他露出笑脸并且和女顾客攀谈起来。过了一会儿，整个候珍室的人们都开始了愉快的交谈，轻松和谐的气氛取代了原先的乏味和僵硬。这是微笑辐射的结果。

人们是那样不喜欢没有笑容的脸。卡耐基谈到过这样的经历，他曾经跟雪佛莱待在一起，内心的感受是很失望，闷闷不乐，直到对方脸上有了笑意，自身的观感才得以改善，否则对对方的印象可能“仅仅就是一位家具制造者”而已。在护理系的学生中，有同学谈到，她们在临床实习时，有的病人问过她们：“你们是不是不喜欢护理专业，怎么一个个小脸崩得那样紧?”看来，阴沉的脸传递出来的直接信息就是：我不高兴或者是我不喜欢做这件事。

人们之所以喜欢看到笑脸，是因为微笑本身包含着非常丰富的内容。那么，微笑究竟能够传递多少有价值的信息呢？逸凡在《人际交往的23条傻瓜定律》一书中做出如下的归纳：

（一）微笑是自信的象征　一个人即使在遇到极严重的危险或困难的时候，仍然微笑，好像若无其事。这种微笑充满自信和力量。好像有一种超凡的魔力，向阳光一样，可以驱散阴云，驱散黑暗，令阴郁、沮丧、恐惧、苦恼等种种情绪一扫而光，使他人被这种自信所感染陶醉。

（二）微笑是礼貌的表示　一个懂礼貌的人，微笑之花开在他的脸上，永不消失。无论对方是否相识，他都将微笑当礼物，慷慨、温暖地、像春风一样、像春雨一样奉献，使他人感到亲切、愉快。

（三）微笑是和睦相处的反映　能够与他人友好相处的人，往往能够保持经常的微笑。他不仅在人前笑容满面，和蔼可亲。即使是一人独处，想起他人也会微笑。他觉得人人待他很好，人人都很可爱，人人都信任并且喜爱自己。

（四）微笑是心理健康的标志　一个心理健康的人能够真诚地微笑，使美好的情操、愉快的思想、温暖的情怀以及善良的心地交融在一起。发出真诚微笑的人，表现出对别人的感觉敏锐且尊重，同情、体谅并乐意帮助他人，能够与他人分享快乐，为他人减轻痛苦和忧伤。与善于真诚微笑的人交往，你会得到坦诚、热情、无私的帮助。

（五）微笑意味着人所拥有的高雅气质和成熟人格　经常微笑的人往往都是快乐且具有安全感的，他也能把自己体验到的快乐和安全感传递给别人。

总之，微笑是一种磁力，一种电波，它能够沟通人们的心灵，使人们获得精神上的满足。既然一张笑脸能够传递上述诸多积极的信息，我们何不以笑示人呢？

二、医生的和颜悦色让他们露出了歉意——微笑的功能

医院正在抢救一个危重患者，当其亲友听说呼吸机没有到位时，七八个人立即围攻在救治者周围，还有人破口大骂，医生面带微笑，和颜悦色地请他们配合，等候在门外，不要影响抢救工作的进行。当患者苏醒后，亲属主动向医生道歉。

当今社会，微笑的训练被广泛运用于各行各业。成都一家房地产公司花费重金聘请香港的形象顾问为员工做培训，培训的主要内容就是传授“一笑值千金”的营销理念，学习“含金量极高”的笑容。其目的就是要在卖出房子的同时，把企业推销出去。因为员工的微笑已经不属于他们自己，他们的音容笑貌直接向社会展示了企业形象。这家企业的确明智，在激烈的市场竞争当中，要想保住长久的不败，必须从提高员工的素质做起。而对于现代企业员工来讲，微笑是其必备的素养。

密西根大学心理学教授麦克奈尔的研究表明，有笑容的人在管理、教导、推销等方面比较有成效，更可以培养快乐的下一代。因为笑容比皱眉更能传达你的心意。有人可能以为，我又不是做管理、教导或者是推销工作的，似乎笑容就不那么重要了。其实，在人生和社会这个大舞台上，无论你从事何种工作，你都会在某些时候具有这方面的职能：在求职或者晋升的时候，你需要推销自己；在讲述或者介绍自己的专业技能时，你负有教导的职能；在你所负责的工作环境中，你也不可能没有管理的义务。更何况，我们每个人早晚都会肩负起培养下一代的指责，所以微笑应该是我们一生的功课。

具体来讲，微笑的功能表现在如下几个方面：

（一）创造和谐友好的沟通气氛　很多时候，微笑可以打破陌生感，使双方的距离由疏远变为亲近，由此开始愉快的交流。通常

我们在与生人进行最初接触时，微笑都能有效地帮助我们传递友情、温暖和礼貌，消除他人的隔膜和拘禁，使得双方无论是何种性质的相聚都能拥有一个亲切的氛围。

（二）缓解交流中的紧张和不快　在有些场合，某个人的不适当话语可能会引起在座其他人的尴尬，此时如果有人微笑着将话题岔开，就能够降低他人的不快，避免冲突的产生；当我们自己面对比较尖锐的问题时，如果我们必须给予正面回答时，也可以以微笑适当降低辞令的严厉程度。

（三）补偿我们对他人的歉疚　当我们因为主客观原因不能满足他人的请求时，面带微笑有助于他人顺畅地接受我们的拒绝；当我们由于自身的不慎给他人带来不便和麻烦时，歉意的微笑可能会获得他人的谅解。一位乘客在飞机上对空姐忘记送水感到不满，空姐微笑着道歉，后来乘客说，"我本来是要投诉的，但是因为你的12次微笑打动了我，所以我改成了表扬。"看来，微笑是可以化解矛盾和纠纷的。

（四）透过声音的威力　某电脑公司经理为了招聘一个电脑博士费尽了周折，这个抢手的人才最终谢绝了其他公司的邀请。问及原因，电脑博士说，其他公司的经理在电话里冷冰冰的，商业味很重，感到象是生意往来，但你的声音听起来似乎真诚地希望我成为你们公司的一员。这其中的奥秘就是，该经理在与博士通电话时，始终微笑着。

微笑的影响如此巨大，即便双方没有面对面，也会透过声音辐射过去，使他人受到感染。在学习过这一内容的学生中，有不少人尝试微笑着与亲朋好友通电话，结果是对方纷纷反应：这些学生性格变得开朗活泼、更易于交流了。

（五）微笑可以使自己获得愉快和幸福　一般人以为，只有我感到高兴，脸上才可能有笑容，即所谓"行动跟在感觉之后"，但是哈佛大学教授詹姆斯却提出，行动可以和感觉并肩而行。因为"行动是在意志的直接控制之下，而我们能够间接地控制不在意志直接控制下的感觉。因此，如果我们不愉快的话，要变得愉快的主动方式是：愉快地笑起来，而且言行都好像是已经愉快起来……这就是说，也许本来你没有什么值得高兴的事情，但是当你让自己做出微笑的动作时，内心亦可以获得快乐的感受。

有家企业要求员工把“笑也一天”当做座右铭并且摆放在工作台前，看到它，人们不仅会笑对每个客户和同事，而且即使在没有人的时候，也会令自己以愉快的心情享受工作。

既然哭也一天，笑也一天，我们何不笑着过好每一天呢？

三、不让一天无惊喜——微笑的训练

在我们了解到微笑具有如此巨大的价值之后，并非一定就能改掉长久以来形成的表情习惯。虽然我们可以运用詹姆斯教授的以行动带动感觉的方法，但它毕竟带有某种“强迫”性，怎样才能让我们拥有发自内心的微笑呢？可以从以下几个方面去增强笑的原动力：

（一）睁大眼睛看世界　人生最大的敌人是平庸，是那种对一切都没有兴趣的生活态度。当我们以积极的态度去面对生活时，就会对所有的新事物保持开放与接纳，当我们向孩子那样睁大了眼睛看世界时，就会从未知的、新奇中找到无限的乐趣。当我们努力加大生活的密度，让自己多做有益的事情时，我们也会感到充实，并且能够从自身思想和实践的不断进步中感到快乐。

（二）对世界充满爱心　当一个人过于自我中心的时候，他总是以挑剔的眼光对待周围的人和事，一旦外界与自身意愿相违背，就会怨天尤人，如此心态，当然不会有真诚的微笑。如果我们能够以宽阔的胸怀去善待他人和世间的所有事物，就会发现他人以及其他万物的可爱之处。当我们学会爱亲人，爱朋友，爱所有和我们一样的生命时，自然就会从内心发出由衷的微笑。

（三）培养幽默感　应该说微笑是一种修养，而不是挂在脸上的一种表情。如果你不善于发现生活中的趣事、乐事，不具备智慧的挖掘能力，难以将平淡变为深刻与神奇的话，你不仅会失去很多笑的机会，而且会在人际交往的尴尬时刻无能为力。反之，如果你拥有智慧的幽默，能够体察和欣赏世间情趣时，你就不仅可以做到笑口常开，而且可以在沟通氛围遭遇紧张不快时，机智而巧妙地消除障碍、化险为夷。

（四）对他人充满感激　当人们发现某人沉着脸、没有一丝笑意时，常常会说；“好像别人欠他什么似的”！也就是说，如果心中总是意识到他人对自己有所亏欠时，我们很难做到笑脸相迎。反过来，当我们对他人心存感激之时，笑意就会从心中荡漾出来。

贝特洛是美国最成功的保险推销员，他的经验是“一个面带微笑的人永远受欢迎”，为此，在每次进入别人的办公室前，他总是停下片刻，想想必须感激的许多事情，然后展出一个大大的、宽阔的、真诚的微笑，走进去。其实，保险推销员时常要和生人打交道。即使进入生人的办公室，贝特洛都能想到令人感激的事情，因此他成功了。

和成功人士相比，我们是否对他人都能心存感激呢？即使对那些帮助过自己的人，有时都会觉得“那是他应该做的”，这就难怪人们惯于板着面孔了。所以，要表现真诚的微笑，就应该常常想到他人曾经给予我们的种种好处：友情、尊重、理解、支持，即便是初次交往，也应该感激他人的接纳。

综上所述，微笑是一种人生态度，它有助于改善我们看待他人的角度和方式，使我们变得更加宽容与开放；微笑是善意的使者，它能使人与人之间的生疏变为亲密，使隔阂变得融洽；微笑更是这样一种财富，它既丰盛了接受者，又不会使给予者贫瘠。

思考题：

1. 在《非常男女》一类电视节目中，时常会由场上的嘉宾评选出“人气最旺”的男士女士，你知道获此殊荣的人通常具备怎样的特征吗？

2. 有个女孩非常害怕打针，但是这次遇到的护士却使她忘了疼痛，你知道护士是怎样做的吗？

3. 你怎样理解“行动可以和感觉并肩而行”？请你对着镜子微笑，看看心情是否会变得愉快起来。

4. 请实践“声音的威力”：在打电话时，微笑着说话，听听对方有何反应？同时请你辨析对方是否在笑着通话。

5. 在急救中心负责接听自动呼叫系统电话的张女士，每天要接上百个电话，因为服务对象多是老人，听力不好，一句话要重复多次，人家还觉得她回答不清楚，冲她发脾气。面对这样的身心疲惫，你有什么办法可以帮到她？

同其他非言语沟通方式一样，声调的意义和表现是多方面的，它影响着人们的感情以及对讲话者的整体印象，帮助我们更好地理解语言信息。

第四节 谑浪笑敖，中心是悼
——声调的意义和运用

你可能只是开个玩笑，可你的语调却让人误解为放浪狂傲；声调控制的不好，别人心中对你已有反感，你可能还摸不到头脑。

王先生在医院的检验科工作，经常会被人投诉，说他服务态度不好，他感到很委屈。通过我们沟通课程的学习，他才发现，是自己说话的嗓门太大了，被人家误以为是不耐烦。找到症结后，他开始控制自己的音量和速度，人们对他的满意度开始提高。

在我们与他人交流的过程中，往往会更多地注意他人以及自己的遣词造句，而较少关注那些词句是以怎样的方式说出来的。当然这种忽略，仅仅表现在有意的层面，因为实际上，我们常常在不自觉中受到他人说话声调的影响，而且对他人声调的感知常常影响到自己的情感，这样就使得声调的作用远远超出了话语本身。一个善于沟通的人，不仅能够敏捷地听出声调所表达的真实信息，而且决不放过任何使自身更具影响力的方式，例如对声调的有效运用。

这里所说的声调，包括嗓音的质地、音量的大小、语速的快慢以及抑扬顿挫的起伏等等。它们在具体的沟通过程中，发挥着不容忽视的重要作用。

一、在场的人都被他感动了——声调的意义

同其他非言语沟通方式一样，声调的意义和表现是多方面的，它影响着人们的感情以及对讲话者的整体印象，帮助我们更好地理解语言信息。尤其是在双方没有面对面的时候，沟通是否具有成效，声调往往具有决定性的作用。

（一）声调有较强的表情功能　说出来的语言本身通常都很平淡，真正使它深入人心的，是我们讲话的方式。同样一句话："我感到非常遗憾，真是很对不起你"，用随随便便的口吻说出来，对方会感觉你毫无诚意，只是嘴上说说而已；但是如果包含了内心感情、以比较缓慢、低沉的语气说出，对方就可能受到感动。在有些情况下，语言会变得完全无足轻重，取而代之的，只是人们对于声音的感知。

有一位悲剧演员到国外去访问，在一次活动中，应在场客人的要求，他即兴读了一页文字，其声情并茂的朗诵感动得观众留下了热泪。事后，有人才知道，他诵读的不过是一张菜单。也许，我们无法亲自经历这样的场面，但是，每个人都会从自己的记忆中，找到那些曾经使自己受到震撼的声音。

声调强烈的情感冲击力是其他身体语言难以比拟的。在一般情况下，声调能够表现一个人的情绪状态和态度，我们可以从交流伙伴的声调中，听出对方是友好还是敌对、冷静还是激动、诚恳、谦逊抑或虚假和傲慢。在了解到对方的情绪状态之后，我们才可能及时调整沟通的策略与方向。

（二）通过声调把握语言信息的真实性　如果有人说："你这个想法还是挺不错的。"但是在其声调里，却分明包含着讽刺的意味，这时你就要想办法弄清楚，对方是否真的赞同你的意见。

同其他身体语言一样，声调有时可以表达说者绝大部分的意图，而我们对其语言信息的理解是否准确，就取决于对说者意图的把握。在实际的交流过程中，我们要注意了解对方说话的声调与其想法、感受和期望是否一致。当我们发现某种不一致时，就要尽力去发现其声调所表达的真实意义。

（三）声调影响他人的判断　有人进行过这样的实验：对同一个人的讲话录音进行技术处理后分三次播放，结果是听众对讲话者得出了三种不同的印象：对较高的声调，人们认为他个子矮小，不够诚实，比较软弱，有些神经质；对语速过慢的声调，人们认为他被动并且不太可靠；对于正常说话的声调，人们认为他比前两者安静，痛快，富有说服力。由此可见，在日常生活中，我们对他人的印象，往往取决于对其声音的感知。

在用电话进行的交流中，声调对他人的影响力显得更为突出。尤其是从未谋面的陌生人之间，声调决定着对他人的主要印象，由此又决定了双方是否有可能进一步的面谈。无论营销，还是解决具体问题的会晤，如果不能成功地电话预约，失败在所难免。因为看不到对方，人们不仅关注其说什么，更会从其说话的方式中思量对方是个什么样的人。从对方的声调中，人们会不由自主地循着听觉的引导，对他人的年龄、外貌、情绪状态以及人格特点做出判断，当对方给自己留下比较好的印象时，见面就是必然的事情了。尽管我们却可以从语音语调、节奏、音量、情感表现等方面进行调节，针对不同的场合和不同的对象，运用不同的声调，实现沟通的目的。

有时见面以后，对方和我们的想像有较大差异，但是我们仍然会保持从声调去感知对方的习惯。

因此，我们要学会运用声调，塑造积极、主动、乐观的形象。

二、大嗓门变得安静了——发挥声音的魅力

很多人对中国人公众场合下旁若无人的大声说话颇为反感，却没有想到，可以用自己的声调去引导他人。在校大学生小李就有这样成功的经历。在公交车上，一个女孩高声对朋友讲述扎耳洞有多么痛苦，还会“感染化脓”，完全不理会其他人的感受，坐在她旁边的小李轻声说：“不都是那样的”，“是吗?”，在小李轻声细语的讲述自己经历的过程中，那个女孩的声音也降低，变得安静了。

朱熔基总理在任时，举办过多次出色的记者招待会，其言辞的精彩与抑扬顿挫的声调珠联璧合，给世人留下了深刻的印象。朱总理洪亮且富有磁性的声音，时而慷慨激昂，时而情真意切，时而幽默风趣，既增强了内容的感染力，又充分展示了大国总理的风范。由此使我们领略到了声音的巨大魅力，为我们学习声调的运用树立了经典的榜样。

当然，人们的声音质地受到自然、生理的限制，不可能每个人都拥有洪亮悦耳的嗓音，但是我们却可以从语音语调、节奏、音量、情感表现等方面进行调节，针对不同的场合和不同的对象，运用不同的声调，实现沟通的目的。

（一）声调发挥职业特色　声调是可以服务于不同行业、不同场合的。当它与不同的职业结合时，就为一个人的职业生涯抹上一缕光辉。

对于从事服务行业的人来讲，因为每天都要面对陌生的客户，声调的亲切与柔和显得格外重要，这样的声调传递的是友善和诚意，渗透着“买卖不成情义在”的理念，而高声、急促则明显表露出催促他人成交的商业欲望，这反而可能会使他人拂袖而去；对于教师来讲，需要亲切的声调以示对学生的关爱，同时还特别要求声调的明朗与清晰，只有用清朗的声调去传授知识，才能帮助学生掌握学科的脉络，而沉闷、含混的声调只能增加学生的负担；对于医护人员，尤其对护理工作者，声调的轻柔与适度的沉稳有力缺一不可，因为，没有轻柔，就谈不上白衣天使，但是如果没有坚毅和刚

强，病人就很难获得战胜疾病的信心；对管理者而言，声调的威严是必要的，它主要体现于语句的简短和声音力度的结合上，拉长声或者乏力的声调，会给人无能与优柔寡断之感。

我们不再一一列举其他的职业，即使是上面谈到的职业，也会因为场合的变化而有不同的变化，例如教师在课上和课下的声调就是有所区别的。我们应注意在实践中灵活地加以运用。

（二）声调增强亲和力　在对全国闻名的优秀售票员李素丽的报道中，有记者专门写到了李素丽声音的美。而我们从广播、电视中听到李素丽的讲话，发现她的嗓音本身并非如歌唱演员那般美妙，其魅力在于情感的表现。李素丽自己说：我看见乘客就高兴。正是因为她对服务工作、对乘客的爱，使她在与乘客的交流中充满了感情：她用充满喜悦的声调播报站名，介绍北京的名胜；用柔情细语关照老弱病残；用诚恳和耐心的语调说服言行举止的不文明。由此看来，李素丽的优秀和成功与其说话的方式特别是充满感情的声调是分不开的。

在日常交往中，有些人的话语难以深入人心，常常不是因为其内容的空泛，而是声音的苍白和平铺直叙的方式缺乏感染力。回想一下我们看过的影视作品，凡是那些震撼人心的场景一定伴随着感人的语言和语调。如果我们希望自己的声调富于情感表现力，需要从两方面入手：首先是让自己的内心充满感情，当我们对世界、对他人充满友善和爱心时，才有可能在交流中自然而然地流露出来；其次是使自己的声音在音量、音高等方面有所起伏和变化。当然，这种语音语调的变化应该和情感内容的变化相吻合。

（三）声调舒缓节奏　一位师范院校的毕业生去某高校应聘，按照规定，她进行了一节课的试讲，不到 1 小时的时间，听讲的人却感到很累。原因不在她所讲内容的深奥与枯燥，而是她几乎没有停顿的说话方式和始终如一的节奏“拖垮”了人们的听觉神经。在日常生活中，我们会说某人讲话“象念经一样”，就是类似这种每个字的发音都是同样长短的节奏。如果说者的表达需要较长的时间，无论是进行工作汇报抑或是讲课，都会使听者感到厌烦。

缺乏节奏感的声调还妨碍着信息的接收，因为从你的话语中，人们很难把握重点。也就是说，你想强调什么，希望别人注意什么，都可以通过节奏的运用表现出来：例如放慢语速，对重点词汇进行重复，关键时刻的停顿等等。当然，声调的节奏与情感亦是不可分割的，所谓抑扬顿挫，就是二者结合产生的效果。

（四）避免声调对沟通的阻碍　在与人交流时，我们需要避免如下一些可能会造成不良后果的声调：具有冷嘲热讽意味的讲话方式；以鼻音、哼声表现的趾高气扬、冷漠、鄙视和恼怒等，这类缺乏善意的表示，一定会引起对方的不愉快，从而使沟通的气氛遭到破坏。

同样一句话用不同的口吻说出，效果是截然相反的。当我们需要询问一个自己没有把握的问题时，该怎样发问呢？话语很简单："关于……你知道吗"，如果使用讨教的口气，表现得诚恳、谦逊，对方当然乐于回答；但是如果自己明明不懂，却又放不下架子，不甘向别人发问，就可能发出指教和考问的口吻，对方发现你并无诚意，敷衍了事就在所难免了。

（五）声调的适应与引导　前面提到大学生小李在公交车上改变旁人大声说话的例子，就是这个原理的实际运用。她是引导对方来适应自己。另一方面，我们也可以主动与交流伙伴相对应，以促进交往的和谐。

一般来说，人们会受到与自己说话方式相同的人的吸引，如果我们能够使自己在声调上与对方协调一致，双方的距离就会靠近。我们可以通过观察，有意识地与对方在语速、音高、音量、节奏上相似。因为对方习惯了自己的讲话方式，所以，除非特别刻意的模仿，他人是不会在意我们这种对应方式的。但是效果却可能立竿见影，我们与他人的关系更加和谐，目标亦容易实现了。

综上所述，声调在沟通中发挥着为语言服务的重要作用，运用得当，就会为内容增光添彩。我们要注意在实践中多观察总结，向优秀的影视作品学习，不断提高运用声调的意识和水平，使我们与他人的沟通更加和谐与有效。

思考题：

1. 你以往的经历中，是否对什么人说话的声调留下了深刻的印象，请列举其声音特点。

2. 怎样理解声音的表情功能？回忆打动过的你影视作品，在那些场面中，有没有令人震撼的声音？

3. 有人发现，人们在低声说话时最容易保持一致。请尝试用低声与他人交流，看看对方是否会与你相对应。

4. 在香港艺人为海啸灾民募捐晚会上，一位明星讲到他亲赴现场的感触：“当时，我身边就是1600具尸体，他们本来和你我一样，有家庭、有温暖，有未来，但是他们现在什么都没有了……”，你知道他是靠什么打动人心的吗？

成功的医疗活动必须以良好的医患关系为基础，而要维护良好的医患关系就必须树立正确的价值观和道德观，并掌握一定的医患沟通的技巧，建立医患之间充分的信任关系。

第五章　知我者谓我心忧，不知我者谓我何求——医患沟通

医疗活动是科学实践，是职业活动，是艺术活动，或者是商业活动，这都无法概括出医疗实践的根本特征。从其本质特征来看，医疗活动是一种为维护人类健康而进行的医患互动，医患关系是其最关键的要素。成功的医疗活动必须以良好的医患关系为基础，而要维护良好的医患关系就必须树立正确的价值观和道德观，并掌握一定的医患沟通的技巧，建立医患之间充分的信任关系。在大多数时候，医患之间发生矛盾和纠纷常常来源于医患之间的误解，而大多数误解又起源于沟通和交流的不足。医者自觉尽心尽力，而看患者却似乎对自己百般猜忌；患者对病情心急如焚，而看医者似乎对自己冷眼相看，使得医患关系陷入了“知我者谓我心忧，不知我者谓我何求”的尴尬境地。因此正确的认识医患关系和掌握医患沟通的技巧对于医疗活动有着十分重要的意义。

第一节　心之忧矣，其谁知之——患者的角色定位和心理特征

亚里士多德说：“了解一个病人比了解病更重要。”希波克拉底更是用他的体液学说来诠释心身统一的观点。在临床生活中，我们

经常可以看到一个曾经乐观、开朗的人患病之后，一夜之间就变得紧张不安或者郁郁寡欢；也有久病不愈的患者表现为急躁易怒，易激惹，让家属和医护人员私下都感叹“难伺候”。

而同时，一个家庭因为一人的病倒而陷入窘境，一个企业因CEO的病倒而内乱频生的悲剧也屡见不鲜。每个人从出生到死亡，都承担着形形色色的社会角色，从蹒跚学步的孩童到春风得意，为人父母，再到椿萱并茂，乐尽天伦；从书生意气的莘莘学子，到挥斥方遒的得力干将，再到叱咤风云的职场巨擘。每个人一生中都在经历着角色的转换和角色的重叠，而当病患袭来时，你为你的角色准备好了吗？

一、令人惧怕的社会角色——患者的定义

在传统的观念中，患者（patient）是指那些患有疾病，忍受疾病痛苦的人。而现代的观点则认为患者不仅是患有疾病的人，还包括享受保健服务的人。美国著名的社会学家帕森斯（Parsons T.）提出患者角色应包括以下四个方面：

（一）患者可免除正常的社会角色所应承担的责任　即不能期望患者做平常应作的工作或履行他们应尽的职责。

（二）患者对其陷入疾病状态没有责任　一个人是否患病不以自己的意志为转移，患病后也不能完全依靠其本身的力量恢复健康，他们需要受到照顾，有权力接受帮助。

（三）患者应主动寻找专业技术的帮助　包括寻求医生、护士的技术及知识上的帮助，也必须寻求家属情感上的支持。

（四）患者有恢复健康的责任　患者应积极配合治疗、护理，进行适宜的锻炼，尽早恢复健康，以担当自己在社会中应承担的角色。

二、患者的常见角色适应问题

当人们不得已担当了“患者”这个令人厌恶、惧怕的角色时，常会在角色适应上出现许多心理和行为上的改变，病人常见的角色适应问题有：

（一）角色行为冲突　病人在患病后不能顺利地进入病人角色，

放不下病前各种角色所承担的责任，常表现为烦躁不安、悲伤、茫然等。以《南京大屠杀》一书闻名的美国华裔女作家张纯如患抑郁症后，不能接受自己得病的现实，最终开枪自杀，在她的遗书中，她希望家人能够记得她发病以前的样子，让人扼腕叹息。

（二）角色行为缺如　病人没有进入患者角色，不承认自己有病，并且自我感觉良好，认为医生诊断有误或认为症状还未严重到需治疗的程度。如著名的讳疾忌医的故事，齐桓公对神医扁鹊多次的诊断“疾在腠理”、“疾在血脉”、“疾在肠胃”置之不理，认为扁鹊“欲以不疾者为功”，最终贻误了诊疗的最佳时机，回天乏术。

（三）角色行为消退　病人已适应患者角色，但由于某些原因又重新承担其本应免除的社会角色的责任，并将其上升到主要位置而放弃患者角色。比如我党的著名干部焦裕禄同志，身患肝癌，但在接受治疗期间，因心系兰考县的沙丘治理工作，多次未经医生允许私自中断治疗，离开医院，最终英年早逝。虽然焦裕禄同志的精神让人由衷敬佩，但是这一角色行为消退却让我们失去了一位为人民服务的好干部，不能不说是一种遗憾。

（四）角色行为强化　病人安于患者角色，对承担原有的社会角色缺乏信心，多发生在病愈初期。如休斯敦火箭队的著名球星麦克格雷迪，在2005～2006赛季遭遇了严重的腰伤，缺席了大部分比赛，但是当他在新赛季伤愈复出时，人们发现当年那个闪转腾挪、摧城拔寨，突破犀利的麦蒂不见了，打球显得小心翼翼，更多的时候担当起了吸引防守，传球助攻的角色。直到赛季中段姚明受伤，全队需要他站出来的时候，经过几次与医生的谈话，他才重新找回了信心。

以上这些特征给医生的治疗和患者的康复造成了一定的干扰和障碍，但是如果对此有了充分的了解和准备，可以利用这些规律，进行积极的干预和心理护理，变害为利。因此有必要深入研究患者的心理特征及应对措施。

三、患者的心理特征

（一）“我病了，好郁闷”——患者的共性心理特征　几乎所有人都有过生病、接受治疗的经历，即扮演过“患者”角色。根据常识可以知道，患者的一般心理反应有焦虑、依赖性增强、猜疑、抑郁等等。在大多数的治疗过程中，这些心理变化或因微不足道，或因习以为常而被忽略，在日常的观念中，医生也不承担心理治疗的任务，所谓“医病不医人”。但是这些观念和做法早已不适应现代社会的需要，正如著名医史学家西格里斯特（Herry E Sigerist，1891～1957）所说：“医学的目的是社会的，它的目的不仅是治疗疾病，使某个机体康复，还应是使人调整以适应他的环境，作为一个有用的社会成员。”“生物－心理－社会”三位一体的现代医学模式正在逐步建立。这种观念除了追求医疗技术的进步之外，更加强调对病人心理的关注，以及医生、患者等角色的社会性。这更加体现了“对生命的尊重”。

（二）“你知道我在想什么？”——患者的个性心理特征　疾病是多种多样的，患者也各不相同。了解各种疾病、不同患者的心理特征，有助于医护人员有针对性地展开救护及治疗，从而建立良好的医患关系，并最终帮助患者康复或减轻因疾病带来的痛苦。

1. 急性病患者的心理特征　急性病患者一般比较敏感，心理处于高度应激状态，更容易受到外界刺激而引起心理及情绪的变化。在北京的一家大医院，曾经发生过一起医疗纠纷。一名患者突发疾病被送进医院接受抢救，抢救很成功，但病人并未脱离危险。该病人生性乐观健谈，对自己的病情并未引起重视，在病房中与病友及家人说笑。主治医师在一旁无意间搭了一句话，“都离死不远了，嘴还不老实。”这本是一句玩笑话，但对病人产生了极大的刺激，导致患者迅速发病死亡。可见心理因素对治疗的重大影响，而急性病的病情进展迅速，因此其心理更应受到重视。试想如果当时医师能换一种表达方式，如“我们认为现阶段多休息更有利于您的健康”，可能既能达到约束患者的目的，又能增进医患之间的情感联系。因此在治疗中应该尽量避免类似的消极暗示，尽可能给病人以安全感。

2. 慢性病患者的心理特征　与急性病患者相比，慢性病患者往往更容易产生极为复杂的心理活动。经年恶疾，缠绵不愈，病痛的折磨让患者痛苦不堪，精神高度紧张，时刻沉浸在“我是不是又犯病了”或者“我是不是又得别的什么病了”之类的猜测中，对自我康复的信心严重不足，早早给自己下了“病入膏肓”的论断。一方面由于疾病影响到了自身的正常工作，造成了经济收入的减少，另一方面昂贵的医疗费用又带来了沉重的家庭负担，旁人的同情目光，少数家人的怨气，都使得社会角色消退的患者产生了极大的压力。

除此之外，还有一些比较特殊的疾病，如肿瘤和性传播疾病，会使患者产生特定的心理反应。

（1）肿瘤患者的心理特征　肿瘤，特别是癌症虽然在医学上已经有了很多行之有效的治疗手段，但由于其发病原因复杂、患者痛苦大，死亡率高，在现今的医疗水平下，往往被认为是绝症。某医院曾收治这样一例老年男性患者贾某，临床表现、影像学检查及AFP指标都高度提示原发性肝癌，患者家属签字要求不告知患者真实病情，并行TACE（经皮经肝动脉栓塞化疗），TACE后患者出现一过性呕吐、嗜睡及发热等反应。患者开始对医务人员表现出强烈的不信任，指责医生为何在这么多检查后“也不对我的病给个说法”，而由于TACE后出现的副反应十分痛苦，患者更是拒绝了其他治疗以及血管造影的复查。医院在跟家属进行充分沟通后，决定告知患者目前肝内存在占位，但良恶性不明，并且一再强调了血管造影的诊断价值和TACE治疗的优点，并解释了风险与副反应，在患者家属的协助劝说下，患者才同意了治疗计划。

E. Kobler－Ross将大多数面临死亡的患者心理活动变化分为5个阶段：否认期、愤怒期、妥协期、抑郁期、接受期。患者突然得知确诊为癌症，企图以否认的心理方式来达到心理平衡，怀疑医生的诊断错误或检查上的错误。否认之后，病人常会出现强烈的愤怒和悲痛，有被生活遗弃、被命运捉弄的感觉，并把这种愤怒向周围的人发泄。患者常表现出大声喧哗、百般报怨、愤愤不平，这种情绪持续不定，会消耗病人战胜疾病与正常生活的精力。当病人在治疗或休养过程中，想到自己还未完成的工作和事业，想到亲人及子女的生活、前途和家中的一切而自己又不能顾及时，便会从内心深处产生难以言状的痛楚和悲伤。再加上疼痛的折磨，则进一步转化为绝望、抑郁，甚至产生轻生的念头。虽然多数癌症患者有多种心理矛盾，但最终能认识到现实是无法改变的，惧怕死亡是无用的，而能以平静的心情面对现实，生活得更充实更有价值，在短暂有限的时间里，实现自己的愿望和理想，这就是升华。升华为积极的心理防范反应，病人把消极的心理转为积极的效应，以使心理通过代偿来达到平衡。病人在积极的心理状态下，不但心理平衡，而且身体状态也会随心理状态的改变朝好的方面发展。在针对肿瘤患者的治疗和护理中应该特别注意患者的心理变化，采取必要的疏导措施，帮助病人重新建立信心，直面自己的病情，并重新找到生活的方向。

(2) 性传播疾病患者的心理特征　先看一个病例，陈某，男，35 岁，私营企业主，反复尿道不适、尿频 7 月余，伴会阴坠胀 4 月来诊，曾于多处“性病诊所”求医，诊为“非淋菌性尿道炎和慢性前列腺炎”，服用多种抗生素及抗病毒药物治疗，自觉症状可部分缓解，停药后反复。两次于某院查 HIV 抗体，均为阴性。近日出现消瘦、乏力，前来就诊。既往曾在不知情情况下与某男同性恋共同居住，并共用外衣裤、生活用品半月余，无性接触。门诊医生经过详细谨慎的辅助检查后，排除了各种感染性疾病的可能，诊断为“性病恐惧症”，经心理治疗配合抗抑郁药物“盐酸帕罗西汀”治疗后，患者症状好转，并确信自己并未患有“性病”，治疗结束后患者感慨有一种重获新生的感觉。

性传播疾病患者作为一组特殊的患病人群，不仅具有躯体方面的疾病，由于社会、经济、文化等诸多因素的影响，也产生了一系列特殊的心理问题。首先是羞耻感和负罪感。性病多与不洁性行为有关，在传统观念中被视为“脏病”。患者除生理的痛苦外，更多的是心理、道德上的痛苦。一般来讲，城市的性病患者羞耻感较轻，农村患者的羞耻感则较重；从性别角度来看，女性患者更易产生羞耻感。随之产生负罪感和后悔心理，这种心理既有积极的一面，又有消极的一面，积极的一面是可使患者从此洁身自好，不再涉足不洁性行为，有利于性病的防治，消极的一面是若这种心理发展到极端可致患者走向绝路。其次，性病患者往往会产生恐惧感，一方面是对疾病本身的恐惧，一方面担心将疾病传播给他人，特别是家人，并且害怕自己的病情败露，对自己的名誉造成损害。另外，性病患者还可能产生享乐心理、反社会心理等变态心理。这不仅给治疗造成困难，更可能波及他人，给性病的防治、社会的稳定带来隐患。作为医生，在治疗患者身体疾患的同时，要更加注重该人群的特殊心理，给予他们适当的心理建设，帮助其度过身体及心理的难关。

思考题：

1. 2005年4月28日，湖北省大冶市两名艾滋病患者与两名健康人举行婚礼，承办公司共联系了当地三家酒店，但没有一家酒店愿意接办这两对新人的婚宴，原因均为“怕影响正常生意”。无奈只好将婚宴设在了大冶市卫生局食堂。承办公司受市疾控中心的委托，将27张请柬送给当地一些官员，但只有13人到场。

(1) 你如何看待艾滋病患者与健康人的结合?

(2) 你认为他们的结合对艾滋病患者本人及其配偶的心理影响如何?

2. 周××，中年男性，右季肋区痛2月，加重半月，皮肤巩膜黄染3天入院。CT示胰腺钩突实性占位，胰管扩张，考虑胰腺癌可能大。既往体健，对个人健康极为关注，生活各方面一直十分注意，个性倔强，认为止痛药“有害”，即使疼痛无法入睡也拒绝使用止痛药物，曾对家属扬言“我若得肿瘤天理难容”，故患者尚不了解自己病情。

(1) 试分析该患者心理特征。

(2) 你作为住院医师，将如何与患者及其家属沟通并告知病情?

第二节 陟彼高岗，我马玄黄
——医患关系的特点及影响因素

或许在今天，作为医学生，你经常可以听到医生或患者对医疗行业这样或那样的抱怨，你可以看到在社会转型期医疗行业如何背负着人民对健康越来越高的期望，承受着社会对医疗行业越来越严格的要求，抵御着经济利益越来越大的诱惑，跌跌撞撞，艰难前行，正如那远途登高、疲惫不堪的马儿：陟彼高岗，我马玄黄。越来越多的时候，面对不公平的医疗制度，我们愤怒了，面对恶劣的行医环境我们退缩了，面对医学之外的诱惑，我们茫然了，当我们终日喋喋不休于医生待遇的改善，指责国家投入的不足，抱怨民众医学模式在历史上大体经历了四个阶段，即神灵主义的医学模式、自然哲学的医学模式、生物医学模式、生物－心理－社会医学模式。因为医学模式不同，医患关系也就随之迥异。

素质的低下，眼红昔日的同窗早已腰缠万贯而我们仍一无所有的现实，我们可曾想过自己最初的理想和信念，自己曾经想要的是什么，还有我们曾经庄严念诵的希波克拉底誓言。

> 我要遵守誓约，矢志不渝。对传授我医术的老师，我要像父母一样敬重。对我的儿子、老师的儿子以及我的门徒，我要悉心传授医学知识。我要竭尽全力，采取我认为有利于病人的医疗措施，不能给病人带来痛苦与危害。我不把毒药给任何人，也决不授意别人使用它。我要清清白白地行医和生活。无论进入谁家，只是为了治病，不为所欲为，不接受贿赂，不勾引异性。对看到或听到不应外传的私生活，我决不泄露。
>
> ——希波克拉底

一、医学模式的转变与医患关系

我们从茹毛饮血，刀耕火种的岁月中走来，从水、火、土、风，从阴阳五行的岁月中走来，从蛋白、分子、基因，从天人合一，辨证论治的岁月中走来。生命与健康是人类生存永远不变的话题，而由此产生的医学也伴随着人类历史走过了风风雨雨的上百万年。

模式（model）本是一个数理逻辑概念，即用一系列公式表达形式逻辑概念。后来这个概念引入各学科，即引申为对该学科的世界观和方法论的总体认识。医学模式，即人类的医学观，也就是人们对人体及其健康和疾病的总体认识。医学模式是在医学实践中总结出来，随着医学的发展逐渐演变的。

医学模式在历史上大体经历了四个阶段，即神灵主义的医学模式、自然哲学的医学模式、生物医学模式、生物－心理－社会医学模式。因为医学模式不同，医患关系也就随之迥异。

（一）医学模式演变概述

1. 神灵主义的医学模式（spiritualism medical model）　在亘古洪荒的年代，人们对人体的认识、对疾病的认识、对自然的认识都处于一种蒙昧状态。在这种情况下，要理解疾病的原因是非常困难的，更多的时候，人们把疾病和其他无法解释的自然现象一起，交给神灵解释；这样就驱散了心中的恐惧。健康是神灵所赐，得罪了神灵就会有“报应”；另一方面，一些疾病为鬼怪附体导致，唯有驱除这些鬼魅才能恢复健康。

2．自然哲学的医学模式（natural philosophical medical model）在人类对疾病有一定认识并有一些经验积累以后，逐渐发现部分疾病并非神秘莫测，而是有一定规律可循的。通过经验的积累，细致的观察，再加上哲学的推理，得出了一些朴素的对健康和疾病的认识，在西方以希波克拉底的“四体液说”为代表，在我国则以古代中医的阴阳平衡理论为集大成者。这种医学模式较神灵主义的医学模式有着划时代的进步，但是其认识毕竟是朴素的。

3．生物医学模式（biomedical model） 文艺复兴时代以来，由于科学的飞速进展，使得许多不能被解释的医学现象被彻底阐明，而许多疾病的致病机理也逐渐为人们深刻理解。由于解剖学的发展，人类终于清楚人体的结构；由于数学等基础学科的蓬勃发展，人们意识到以观察－实验为基础的经验方法和以数学演绎为基础的逻辑推理方法是理解生命的基本方法。在这种医学模式下，医学取得了巨大的成就，消灭天花几乎可认为是生物医学成就的顶峰。

4．生物－心理－社会医学模式（bio－psycho－social medical model） 总的来说，生物医学模式使人类对健康和疾病的认识前进了一大步，在和疾病斗争的过程中取得了前所未有的成就。但是，随着社会的发展，疾病谱的改变，心理和社会因素长期被忽视的问题逐渐暴露。艾滋病的盛行，精神系统疾病的增加，自杀发病率的升高，都说明了这一点。因此，从大约上世纪七十年代开始，就有学者呼吁应采取生物－心理－社会模式作为对生物医学模式的改进，更加重视心理和社会因素的作用。按拉隆德和德威尔的模式，影响人群和疾病健康的主要因素是：环境因素、生活方式和行为因素、遗传因素、医疗服务因素。目前，该模式的思想已经逐渐渗透到医疗行业的各个领域，但认识程度尚不等。

（二）各种医学模式下对疾病的认识和处理——以2型糖尿病为例 2型糖尿病是一种以胰岛素抵抗和胰岛素分泌相对不足导致血糖升高的代谢异常，常常起病较隐匿，可有多尿、多饮、多食、体重下降等症状。

1．神灵主义的医学模式 病因：病人一定是得罪了神灵，导致他需要受如此的折磨，夜里不能好好睡觉，必须不断起床排尿，身体不断消瘦，实在是罪过。治疗：一方面要忏悔做错了什么事，另一方面要请能和神“沟通”的大师们医治。

2. 自然哲学的医学模式（古代中国）　病因：某种形式的阴阳失调导致该病的发生。治疗：凭经验加用调和阴阳的草药，部分有经验的医生会强调让病人多走路。

3. 生物医学模式　病因：由于“节俭基因”的影响使得患者的储存能力超强，所以一旦进餐超过所需要的热量，过量部分就会储存为脂肪。在这个过程不断重复以后，体形明显变胖，出现严重的胰岛素抵抗；发展至一定程度，胰岛素的需要量超过了本身能够分泌的量，于是糖尿病发生了。治疗：用针对胰岛素抵抗/胰岛素缺乏的药物。加上饮食控制和运动。

4. 生物-心理-社会医学模式　病因：生物医学模式再加以下几点：目前社会生产力远远超过二十年前，获得高热量的食物非常容易；以车代步在高收入者中占不少，活动量明显减少；另外，餐馆为了吸引顾客，饭菜油脂用量多也可能是造成糖尿病发病率升高的一种社会因素。治疗：生物医学模式上加以下几点：加强糖尿病教育，增加社会对于糖尿病的认识，让患者面对现实；发动患者进行糖尿病自我管理。

（三）医学模式的演变和医患关系

1. 神灵主义的医学　“医”（实际上是巫）是主体，患者必须听“医生”安排，否则更加遭神灵惩罚。医患关系全部由“医生”主导。医生本身就是神灵的一种象征，“医生”所采取的治疗方法，无论是放血疗法、念咒语或是草药，都是与神灵沟通后得到的指示，因而是必然有效的；如果无效则常常说明患者实在得罪神灵情节过于严重或是有法术极大的鬼怪附体，以至于神灵的方法不能奏效。由此可见，在神灵主义的医学模式占主流意识的情况下，“医生”在医患关系中是绝对权威，如果患者顺利康复，则是“医生”和神灵沟通得有效；如果患者不能康复，则是患者咎由自取，患者家属亦不会抱怨。其感觉如同《第二十二条军规》。

2. 自然哲学的医学模式　社会的进步必然使神灵主义的医学模式渐趋消亡。当自然哲学的医学模式取而代之成为主流意识时，医患关系就“走下神坛”了。古代中医凭借经验和思辨哲学，已经医患关系是医学伦理学的核心问题，是医疗人际关系中最主要的一种关系，是全部医德的轴心。

能够解决一些临床问题；但是各人的水平相差极大，所依据的思辨哲学也各有千秋，所以，在许多疾病的诊断上往往大相径庭。但是，有一个共同特点是：几乎所有的疾病皆能被诊断，并有相应的办法对症下药，多数情况下是有一定效果的；这一点对于医患关系来说是一个令人鼓舞的信号，因为患者和家属往往会得到一些积极的信息。所以，在这一阶段，医患关系也是医生占主导地位，但是较以前巫师的地位是大为下降了。不过由于大多情况下患者在就诊时都能得到诊断并且有药可治，医患关系的处理一般不是一个特别的难题。

3. 生物医学模式　科技的发展使医学真正成为一门科学。建立在解剖学基础上的现代医学，对大多数常见疾病都给出了精细的描述；但是，由于科学的力量揭示了既往大多数疗法的无效，而治疗学的不成熟使人们对许多疾病束手无策，这一点使医患关系进入一个新的阶段。医生继续是医患关系的主体，但是，他们因其专业性的提升而更具权威性；但是，疾病的事实真相往往让患者沮丧不已。这种情况下，如果不注意对待患者及家属的言行举止，医患关系将会成为棘手的问题。

4. 生物－心理－社会医学模式　生物－心理－社会医学模式是在生物医学模式的基础上发展而来的，因此，它具有生物医学模式所具有的所有优点。由于重视了心理和社会因素，医生和患者均成为医患关系的主体，使得医患关系重新趋于缓和。这部分内容将在下一节具体阐述。

二、现阶段医患关系的特点

医患关系是医学伦理学的核心问题，是医疗人际关系中最主要的一种关系，是全部医德的轴心。无论是希波克拉底时代，还是现代生物医学的实践都显示医患关系的重要性。正如国际著名的医学心理权威魏斯教授所指出的“现代医师进一步划时代进步的柱石是医生－患者关系”。

通常地讲医患关系是指以医疗职业为基础，以道德为核心，并在医疗实践活动中产生和发展的一种人际关系。这里所谓的“医”是一个为群众提供医疗卫生保健服务的整体，即使在一般医疗过程中与病人接触的也不仅是医生，还有护理、医技、管理等各类医务人员他们相互协作，共同完成“医”的任务。所谓的“患”首先应该是病人，还有与病人有关联的家属；监护人和所在单位；有一些健康人为预防疾病而要求体检、咨询和采取各种预防措施，也属于“患”的范畴。因此，从医疗角度看，医患关系是以增进健康，消除疾病为目的，以医生为主体的人群与以求医患者为中心的人群之间的关系。医患关系是贯穿整个医学发展、医疗活动开展始终的核心，对医患关系的把握不能仅仅从概念获得，还必须分析医患关系的性质、特点，以及医患关系的发展趋势。

（一）医患关系的内涵　医患关系是人类文化特有的一个组成部分，是医疗活动的关键、医疗人际关系的核心。著名医史学家西格里斯曾经说过：“每一个医学行动始终涉及两类人群：医师和病人，或者更广泛地说，医学团体和社会，医学无非是这两群人之间多方面的关系。”所以医患关系是指以医务人员为一方，以病人及其社会关系为另一方在医疗诊治过程中产生的特定人际关系。现代医学的高度发展更加扩充了这一概念的原有内涵，“医”已由单纯医生、医学团体扩展为参与医疗活动的医院全体职工；“患”也由单纯求医者、病人扩展为与之相联系的社会关系比如家属、单位甚至朋友。

（二）医患关系的特点及性质　对医患关系的把握主要通过医患关系的特点及其性质来实现。目前社会学的研究相对清楚地分析了医患关系的特点，而对医患关系性质的研究在理论上则尚无十分令人信服的结论。

1. 医患关系的特点　美国功能学派社会学家帕森斯和福克斯认为医患关系和父母与子女的关系有相似性，故此他们将医患关系的特点归纳为四点：支持、宽容、巧妙地利用奖励和拒绝互惠。

（1）支持　在医患关系中，由于接受了对病人提供保健照顾的义务，医生变成了在病人生病期间依靠的支柱。支持包括使自己可以被病人利用，并且尽力为处于依赖状态的病人提高所需要的保健照顾。

（2）宽容　在医患关系中，病人被允许有某种方式的行为举止，而这些举止在正常情况下是不允许的。病人的某些行为和举止之所以得到宽容是因为，生病期间病人对他的疾病不负责任，只要他继续承担病人角色并承担希望和尽力恢复健康的义务。

（3）巧妙地利用奖励　在医患关系中，为了在获得病人的服从时提供另外的支持，医生有能力建立并巧妙地利用一种奖励结构。通过控制病人非常重视的奖励，就可以增加医生的权威和病人的依赖性，比如语言的鼓励就可以作为医生对患者的最大奖赏。

（4）拒绝互惠　在医患关系中，尽管医生给病人以支持，并且比较宽容患者的偏离常规的行为，但医生通过在人际反应中保持一定的距离来保证医患关系的不对称性。也就是说，医生了解病人的真实感情，但不以允许病人了解自己的真实感情作为回报。

2. 医患关系的性质　医患关系既是一种人际关系，也是一种历史关系。医患之间建立的人际关系在社会发展的不同历史时期，所呈现于人们的及人们对其性质的认定是不一样的。从最初服务于氏族部落的巫医，到具有独立行医能力的职业者，再到失去部分独立性而组成医院，并承担社会功能之一部分的职业群体，医生和患者之间的关系始终处在不断变动的状态中，基于这种变动，人们对医患关系的性质也在作着不同的解释。

（1）将医患关系定位为信托关系或契约关系　将医患关系定位为信托关系或契约关系在医患关系性质的认识上都有一定的时代性，但对于涵括目下的医患关系而言，也难免显得有些偏颇。信托关系在一定程度上否定了医患之间的平等关系，而契约关系又淡化了医患之间的人文道德气息，而且极易被简化为商业买卖关系。二者在定性当代医患关系性质方面都存在着把医患关系这种人际关系具体化的特征。

（2）将医患关系定位为消费关系　自医疗领域中技术革命的胜利成果不断显现以来，医疗技术成为医疗行为活动日益商业化的润滑剂、加速商业化的催化剂。现代的人们不自觉地越来越把医疗行为活动等同于商业行为，将医患关系视为消费关系，并尝试用消费关系的法则来对待和处理医患关系。虽然医疗活动从其产生之日就混杂着买卖的行为，但是把医患关系视同为消费关系，看似是把医疗活动、医患关系简化，但是却没有达到简化医疗行为活动中的问题、消解医患矛盾的目的，相反却使医患之间的关系复杂、问题增多、矛盾突出。

医患关系决不是也不等同于消费关系。把医患关系完全视为或定性为消费关系所存在的种种弊病和其所致的危害，事实的证明和理论的确证已经屡见不鲜。而且即使是在商业化程度非常高的西方各国，医疗活动已经采取完全商业化的运作形式，但是医患之间的关系却不是纯粹的消费关系。

(3) 作为一般人际关系存在的医患关系有其特殊性，特别是特殊的道德要求　在没有对医患关系性质给出一个明确或令所有人都认同的定论情况下，不妨就把医患关系只看成是一种人际关系，不过这种人际关系有其特殊的要求。当仅把医患关系看成人际关系时，一般人际关系的处理、对待原则：平等、尊重就成为医患关系的首要行为原则。将医患关系定位为一般人际关系时，医生、患者的心态比较容易平和，双方对彼此的期待就会降低，关系的协调就比较容易达成和实现。

但是作为一般人际关系存在的医患关系有其特殊性，特别是特殊的道德要求，即医患关系是建立在绝对信任——负责基础上的人际关系。医患关系如果离开了绝对信任——负责基础将无以维系。自医学产生以来，良好的、和谐的、成功的医患关系即是建立在患者对医生的绝对信任、医生对患者绝对负责基石之上，否则医患关系就会面临动摇的危机，甚至可能会引起整个的医疗行为活动的混乱和社会生活的动荡。

(三) 医患关系的内容及模式　在医疗活动中医患关系的内容由技术性关系和非技术性关系两大部分组成。技术性关系是指在医疗过程中以医务人员提供医疗技术、病人接受医疗诊治为纽带的医患之间的人际关系。非技术性关系是指求医过程中医务人员与病人(及其家属)之间在社会、心理、伦理、法律等诸多非技术方面形成的人际关系。技术关系是构成医患关系的核心，非技术关系是在技术关系的基础上产生或形成的。技术关系是诊疗效果起关键性作用，而非技术关系在医疗过程中对医疗效果同样有着无形的作用。

1. 技术关系及其模式　针对医患之间的技术关系，国内外学者基于医务人员和患者之间的不同地位和角色以及权利和责任等提出对医患关系的不同划分方式，称之为医患关系模式。目前比较公认的关于医患关系模式的理论主要有三种：萨斯-荷伦德模式、维奇模式和布朗斯坦模式。

(1) 萨斯-荷伦德模式 1956 年作为医生的萨斯（Szasz）和荷伦德（Hollender）在《内科学成就》发表了《医患关系的基本模

式》，其根据疾病症状的严重程度将医生和患者之间的关系归纳为三种基本模式：主动－被动模式、指导－合作模式以及互相参与模式。

主动－被动模式是医患关系的传统模式，在现代医学实践中仍然普遍存在，其特点是医患双方不是双向互动作用，而是医生对患者单向发生作用。在医疗过程中医生完全主动，决策权和决定权全部在医生一方。医生权威性不容怀疑，患者被动接受诊治。此种模式要点和特征是："为患者做什么"，优点是能发挥医生的积极作用，但完全排除了患者的主能性。主动－被动模式在当代主要适用于急症抢救治疗的情况，比如患者受重伤或意识丧失而难于表述主观意识。

指导－合作模式是现代医学实践中医患关系的基础模式，其特点是在医疗活动中保持医生的主动外，患者也有一定主动性，但患者的主动以执行医生意志为前提，对医生指令性的治疗措施只能跟从与合作，医生虽担当指导者但仍然有权威。此种模式要点和特征是："告诉患者做什么"，优点是能发挥医患双方的主动性、积极性，有利于建立融洽的医患关系，提高诊治效果和纠正医疗差错，但医患之间权利仍是不平等的。指导－合作模式适用于头脑清醒、能够表述病情并与医生合作的患者。

互相参与模式是现代医疗期待发展的医患关系新模式，其特点是医生患者有近似平等的权利和地位，双方相互配合、共同参与医疗决定及实施。此种模式要点和特征是"帮助患者自疗"，优点是该模式有利于增进医患双方了解，消除医患隔阂，建立良好医患关系。互相参与模式适用于患慢性病、且具有一定的医学科学知识水平的患者。

（2）维奇模式　美国学者罗伯特·维奇（PmbenVeateh）提出3种医患关系模式：纯技术模式、权威模式和契约模式。

纯技术模式又称工程模式：此种模式中，医生充当着纯科学家的角色，只负责技术工作。医生将所有与疾病、健康有关的事实提供给患者，让患者接受这些事实，然后医生根据这些事实，解决相应的问题。纯技术模式是生物医学阶段医生将患者当作生物体变量的表现。

权威模式又称教士模式：此种模式中，医生充当家长式的角色，具有很大的权威性，其不仅具有为患者做出医学决定的权利，而且有做出道德决定的权利，患者完全丧失自主权。权威模式不利于调动患者的主观能动性。

契约模式：此种模式中医患双方存在着一种非法律性的关于医患双方责任与利益的约定关系。医患双方虽然并不感到彼此之间的完全平等，但却感到相互之间有一些共同的利益，并分享道德权利与道德责任，同时对做出的各种决定负责。

（3）布朗斯坦模式　在《行为科学在医学中的应用》一书中，布朗斯坦（Braunstein）提出了医患关系的“传统模式”和“人道模式”。

传统模式：此种模式指医生拥有绝对权威，为患者做出决定，患者则听命服从，执行决定。传统模式是长期以来医疗领域普遍存在的医患关系模式，由于医患之间存在着绝对负责 - 信任的关系纽带，且在医疗技术的掌握方面医患之间的信息具有非对称性，传统模式有着其合理性。

人道模式：此种模式将患者看成是完整的个人，诊断中重视患者的心理、社会方面，对患者不仅予以技术方面的帮助。医生要有同情、关切和负责的态度，体现对患者意志和权利的尊重。在医患关系的人道模式下，患者主动参与医疗过程，在作医疗处置决定时有发言权并承担责任；医生在很大程度上是教育者、引导者和顾问。

2. 非技术关系及其内容　在传统医学中技术关系和非技术关系是非常紧密的融和在一起，但是随着医学的发展，非技术关系渐渐从技术关系中分离出来，具有了一些相对的独立性，并且具有了自己的内容。现代一般认为非技术关系包括：道德关系、价值关系、法律关系、文化关系和利益关系等。

（1）道德关系　医患关系是人际关系，人际关系的协调需要道德原则和规范的约束，医患关系由于其信息的不对称性等特点，需要双方特别是医务人员更高水平上对道德要求的遵守。诊疗的效果如何，医疗工作完成好坏并不完全取决于医务人员的技术水平，医患双方特别是医务人员的道德品质状况有时甚至对医疗结果和医患关系的和谐起决定性作用。所以说，医患之间的关系又是道德关系。

（2）价值关系　在医疗过程中，医患双方通过医疗活动本身都在实现着各自价值。对医生而言，这一点是非常明显的，医生通过自己的技术给患者提供高质量的医疗服务以期患者籍此恢复健康，医生的价值即可得以实现；而患者价值的实现则必须是建立在上述活动顺利完成的基础上，否则其价值就无法实现。所以，医患关系建立的同时也奠定了医患之间的价值关系。

（3）利益关系　医疗活动本身为医患双方满足各自的需要——物质利益和精神利益提供可能。对医生而言，通过医疗行为活动而从患者处获得报酬并得到自身价值实现的满足感就是医务人员的利益；对患者来说，通过医生提供服务而恢复健康就是患者的利益。故此医患关系包含着利益关系。

（4）文化关系　医疗活动中的医生和患者都是一定文化中的个体，当这种关系建立时，必然形成一种文化关系，并影响着医患关系的进一步展开和医疗行为活动的结果。由此可见，医患关系不可避免地也是一种文化关系。

（5）法律关系　之所以说医患关系同时也是法律关系，是因为现代的医患关系不仅依靠道德调节，也越来越依赖法律的调节力量，有越来越多的医患关系中的细节被纳入了法律规约的范围之内。这一点是现代医学与传统医学非常不同的方面，虽然在传统医学中也存在着对医疗活动的法律形式的制约情况，但是这种现象并不普遍化，而医患关系的法律化则已是当代的普遍现象。医患关系又是法律关系，是当代社会和医学发展的产物。

（四）医患关系的发展趋势　随着整个社会生活领域中的一些根本性变革以及医学科学技术的突飞猛进与经济生活的日益市场化发展，身处其中的医患关系也在发生着一些实质性的变化。从目前的情况看，医患关系的发展趋势呈现出如下几个特点：

1. 医患关系的技术化　医学高技术应用于临床治疗，大大提高了医学对疾病的诊治能力，使医学朝着认识疾病内在机制方向的迈进，但是人们在享受医疗技术进步所带来的好处时，也走向了对医疗技术运用的另一个极端：一些医学工作者对先进技术，由倚重发展到顶礼膜拜，认为医疗服务不过是药物、手术的混合物。美国著名医生刘易斯·托马斯说：“触摸是医生最为古老而且也是最为有效的一种动作……在众多至今仍不断出现的新医疗技术中，听诊器是设计用来加大医生和病人之间距离的第一个设备”。新技术的出现使医生对患者的关心、爱好和亲密快速减少了，医生忽视了对患者生命的关爱，淡化了对病人的理解和尊重，使医患关系演化成了医生-机器-患者的关系。

2. 医患关系的市场化　尽管从世界范围来看，无论是发达国家还是发展中国家都否认医疗服务是商品，但是市场对医疗领域的渗透却是日渐增强。市场为医学发展带来了巨大的推动力，特别在医药科技研发方面表现最明显，但是市场干预医疗活动也带来了非常大的负面影响。特别是在我国目前医疗卫生体制处于改革和不完善的情况下，市场经济的价值观对一部分医务人员形成了较大的冲击，少数医务人员把经济利益而非救死扶伤的职责作为自己的第一目标，而少数患者则打定了“花出这么多钱，你就必须要把我治好”的主意，全然不顾医学的客观规律。如何应对市场化浪潮冲击下的医患关系，如何使市场化与医患关系有机结合并促使其良性发展，才是我们真正需要努力的方向。

3. 医患关系的民主化　传统的医患关系是医生凭借着对医疗技术掌握而具有权威性，而病人对其只能绝对服从。但是随着医学的发展和社会生活领域的诸多变迁，在现在医患关系中医生的权威在不断降低，而患者的权利则在不断增长。在医疗活动中医患之间已衍变为共同参与医疗决策和选择的情形。在诊疗过程中，患者不再是被动的接受体，而是在知情同意的前提下，主动参与治疗。在对待疾病的问题上，医患双方地位越来越平等，医患关系变得越来越民主化。

4. 医患关系的法制化　传统的医患关系中，医患双方的权利义务是约定俗成的，在很大程度上完全依赖于医患双方的道德自律。在此基础上，医患之间形成了以绝对负责-信任为纽带的人际关系。但是随着上述纽带的不断解体，在当代医疗活动中，再期待仅仅通过道德自律来实现医患双方的权利和义务的可能性已经非常小。所以当今医患双方的权利和义务更多地是以法律规定的形式出现，医患关系依然是道德关系，但是可能随着时间的流逝将更多地是法律关系，医患关系的法律化同样是医患关系演化的必然趋势。

随着整个社会生活和医学科学的发展，医患关系的发展还会展现其他的发展趋势，仅从目前状况来说，医患关系在发展趋势方面上述趋势将会不断增强，成为不远的将来医患关系的几个突出特征。

医患关系从总体上讲也不对称，但是医患各方和双方对权利的实现和义务的履行必须求得一种动态的平衡，即医务人员完全履行应尽的义务，是病人充分享受自己权利的必要条件。

三、影响因素

在医院的临床实践活动中，医护人员与求医患者的关系问题是当前卫生工作的热点话题。如何看待、处理当前卫生界的医患关系，已成为医德建设，医疗系统思想文化建设的重点之一。医生作为一项职业，其服务的对象是病人，拥有专业知识与技能，对患者有权利施行论断和治疗，并且可以在特殊情况下限制患者权利，医生的义务，也就是全心全意治好患者的病症。患者也享有平等的医疗权、疾病的认知权、知情同意权和隐私权。同时履行义务，遵守医院纪律制度，支持医院发展，配合医生治疗。那么为什么当前医患关系会出现紧张情况呢，这里面有深刻的社会、经济原因和人为因素。

医患关系是医务人员与患者在诊疗、护理和保健活动中所建立起来的交互关系，它是一种不平衡的人际关系。在这种关系中，医务人员始终起着主导作用，决定着医患关系的满意程度和发展走向。医患关系产生矛盾甚至冲突时，医务人员往往是矛盾的主要方面。当然，这并不否定病人在维系稳定与和谐的医患关系中所发挥的重要作用。行为科学告诉我们，人际关系的重要因素是情绪情感，而情绪又是以需要的满足与否和满足的程度为基础的。所以，人际关系的变化与发展决定于双方需要的满足程度。尽管医务人员的主导作用是由于其职业特点所决定的，医患关系从总体上讲也不对称，但是医患各方和双方对权利的实现和义务的履行必须求得一种动态的平衡，即医务人员完全履行应尽的义务，是病人充分享受自己权利的必要条件。医患之间权利与义务关系处理不当会直接影响到这种关系，导致双方的纠纷。医患之间在根本利益和目标上是一致的。但是，复杂的诊疗活动折射出人的复杂性，受多种因素的影响，医患双方也会产生矛盾甚至引发成冲突。

（一）医方因素

1. 管理因素　在诸多影响医患关系的因素中，管理因素不可忽视。在市场经济条件下，有的医院管理者重视经济效益，轻视社会效益，出现乱收费、多收费、乱开大处方、乱做不必要的检查，甚至，开非医药类商品，造成病人经济负担过重，酿成医患纠纷。这些，都是由于管理不严、制度不健全或不落实造成的。管理出效益，严格的医院管理，对于树立良好的院风和规范医务人员的行为起着积极的作用。医院管理上的不足将可能造成工作秩序的紊乱、良莠不分、是非不明、医务人员技术水平的滑坡和道德防线的松懈。

在卫生体制改革中，医院过分强调经济效益、忽视社会效益，以经济为杠杆，片面坚持奖金分配与经济收入挂钩，对出现的乱收费、多收费和过多过滥的检查等现象视而不见，不加制止和纠正。由此引发患者和社会的不满。

医院管理不善，各项制度不健全或虽有制度但不落实，出现问题总是是非不清、奖惩不明；医院环境和条件太差，伙食不好，服务态度生硬，工作脱岗、漏岗或不及时到岗时有发生而又得不到解决。

出现医疗差错或事故，总是千方百计为本单位人员开脱，大事化小，小事化了，不注意总结经验和教训，努力提高医疗质量和服务水平。

医院管理力度不足也有一定原因：①制度不健全，没有一套完整的管理监督机构，使少部分医务人员有机可乘，管理混乱使医疗活动失去准绳，医院整体医护素质差，所以，当前医院应有目的开展以“病人为中心”，“内强素质、外树形象”，“仁心仁义、方便为怀”的措施，对于改善当前不满意的医患关系有一定监督作用；②部分医院经营思想发生偏差，由于客观上存在激烈的医疗市场竞争，医院在效益上更应注意经济效益，特别是科室经济独立核算后，科室自负盈亏只能打经济算盘，在一定程度上造成片面追求经济效益的不良风气，给患者造成巨大的心理影响。

2. 传统观念的因素　一方面，医务人员因对医学知识技术的垄断而占主导权威地位，病人被动地依赖于医务人员的诊治。另一方面，长期以来医院根本不用为竞争而发愁。虽然大部分医院都提出了“以病人为中心”的口号，但极少数医生因多年养成的“皇帝女儿脾气”却一时难改，造成医患关系的紧张。

3. 技术因素　因技术问题造成医患关系紧张的主要原因有两个：一是极少数医务人员明知道自己的医疗技术不能有效地救治病人，却因经济利益关系而留住病人，造成病人病情医治时机的延误；二是少数医务人员有相当的技术，但对工作不认真负责，能做的没做，该做的漏做，缺乏责任心、同情心，造成病人不必要的伤害。

4. 语言行为因素　少数医务人员文化修养差，语言不文明，出言不逊，行为不规范，查房时不专心致志，对病人询问置之不理，不严肃，或三言两语敷衍了事等，一旦病情变化或反复，病人首先想到的是医务人员的失职，难免产生医患矛盾，另外，小部分医务人员收受红包，加重了患者对院方的不信任。

5. 不良的主观态度　我们国家倡导平等的人道主义，白求恩精神，确实在卫生战线有相当多的这样的模范，他们奉公廉洁、全心全意为患者服务。随着市场经济的全面建立和深入发展，人们的商品意识增强了，物质水平也提高了，一些少数医务人员以行医作为谋私利的手段，坑害患者，导致患者以及家属意见很大。表现以下几点：①由于客观上正常收入不能满足医生物质需求，少数医生趁治病机会搞行业不正之风；②部分医务人员职业道德修养不够高，对患者冷、硬、推、顶，使患者产生不满情绪，冲突、纠纷不可避免发生；③部分医生爱病不爱人，只关心对己有用之科研、课题，使其他患者备受冷落，这对于敏感的患者无疑是有影响的。

（二）患者方面　在医患双方矛盾问题上，医方固然有责任，但患者也是医患矛盾的起因，有些患者对医疗期望值过高、怀有不信任心理、有些病还会使患者产生不良心理影响。这些都是造成医患双方关系紧张矛盾主客观原因，对于患者康复、医疗工作的顺利进行有不良的影响。

1. 患者及家庭对病情改善期望值过高　我国仍是发展中国家，大部分基层医院人员素质、医疗设备、医疗技术水平等与一些国内知名的大型医院有一定的差距，医疗机构的发展严重失衡是我国卫生事业中存在的最大问题。在基层医院，患者和家属以过高的治疗水平来要求医生，是不切实际的。因此，有些患者及家属就认为医生不尽力，有意延误病情，结果造成医患矛盾。还有一些患者或家属认为一进院接受治疗，就会一天比一天好，最终痊愈。对在医疗过程中出现的正常的病情变化或偶有反复不理解，误以为医生不重视，或医疗上有过失，因而造成了医患矛盾。

2. 患者信任问题　患者对医务人员是否信任，也影响到诊疗的效果。如果不信任，心理会产生逆向反应，行为上也会表现出怀疑和不配合。影响信任的因素是多方面的，牵涉到医务人员的道德修养、服务态度、技术水平、性别年龄等生理差别、知名度等，也涉及患者的文化素养、认识水平。信任危机主要表现在：①怀疑医生诊治，对医生的诊断、用药和手术选择等不放心；②怀疑医生的业务水平和修养，不愿透露真情或隐私，不实事求是地叙述病情和病因，反映病史不全面，反映疗效时有意识地夸大或缩小，甚至隐瞒。

3. 患者的消极心理　患者在诊治过程中，心理反应是十分复杂的。疾病可改变人的心境，而心理状态又可积极或消极地影响疾病的转归，也影响医患关系。由于病痛缠身，患者求治心切，常常是情感重于理智，愿望高于事实，只承认对自己有利的方面，较少考虑当时和当地医学的实际水平。具体表现有：一是求成心理。对现代医学充满期盼，盲目乐观，认为医学技术发展迅速，对疾病“手到病除”，总期望医生能想办法，解除病痛，一旦治疗进展不快或病情持续，就认为医务人员没有尽到责任，怨气冲天，对医方不满意；二是恐惧心理。这种患者整天忧虑重重，怀疑猜测，注重观察医者的言谈举止和神态，稍感刺激就陷入悲观绝望之中。

4. 小部分患者的“红包”心理　诚然，个别医务人员收受红包，败坏医德医风，造成患者对医生的不信任，甚至医患关系紧张。小部分患者住院期间，一定要塞个红包给医生，他认为，这不但是讨个吉利，还有助于医生更重视自己，有利自己的病情尽快得到控制及治愈。一些医生了解患者的心理，就应允收下红包，存到科室的保存箱登记，在患者出院时，退还红包内的钱或暂付患者所用的医药费。但是，当病情出现反复时，却将祸根归究于这“红包”，认为医生是否认为“红包”不够份量，而不重视我的病情呢？于是，这类误解很容易造成医患矛盾。

（三）客观存在因素

1. 医疗体制的影响　卫生行业的改革滞后于其他行业，使暴露的问题显得更加刺眼，这其中尤以药价居高不下最为显著。2000年7月以来，新华社、中央电视台频频就此作系列报道，足以见在这一问题上，医患矛盾是相当尖锐的，是当今热点之一。

2. 医保未能完善　现在实行医保政策，患者不但要定时足额缴纳相当数额的医保费用，所用药物如进口药、贵重药、自费药等都统统不能报销，过惯了百分百报销的患者在高医药费的重压下不堪重负，形成怨气，却把怨气向医院、医生发泄。医保政策一日得不到完善，医生就一日成为患者的出气筒，成为社保制度下的代罪羔羊。

3. 巨额赔偿问题 如果患者在医院因不正确、不恰当的治疗，引起伤害，那么于情于理都应得到赔偿，对当事医护人员进行处罚也是理所当然，但赔偿额应是有限度的。病人索赔的都是天价，几十万、几百万也有，病人和家属在医院无理取闹，医院为了息事宁人，宁愿“私下解决”。一遇到患者反映，一不上报，二不做鉴定，医患双方坐下来用钱搞掂。可见，巨额的赔偿令院方深感畏惧，从而把医患关系引入了用钱解决的另一个怪圈。

医患关系是以医疗职业为基础，以道德为核心，并在医疗实践活动中产生和发展的一种人际关系，从远古时代神农尝百草，伏羲制九针，伊尹治汤药，到今天的内科、外科、妇产科、儿科、神经科、口腔科、眼科、耳鼻喉科、皮肤科、放射科等等，从“医巫一家”、“医乃仁术”，到今天社会学家、法律专家、逻辑学家需要为我们的医患关系提供如庖丁解牛般的精细分析与丝丝入扣的缜密推理，让人不得不感慨历史的沧桑巨变。但从古到今不曾变化的是患者对健康的向往与对关怀的渴望和医者对生命的责任和来自道德的重托，或许医技的精进需要刻苦钻研，需要知识和经验的积累，需要天赋，需要灵感，而人文的关怀和医者的人性光辉却与天赋和钻研无关，需要的是与生俱来的同情与爱心。有了医患之间的相互信任，同舟共济，才能为生命书写新的篇章。

思考题：

1. 试以结核为例，说明各种医学模式对疾病的认识与处理。

2. 试谈谈你对医患关系的性质的看法？

3. 有人说现在社会医患矛盾的核心是“钱”字，你对此有何看法？

第三节 岂曰无衣，与子同袍
——创造良好的医患关系

一直以来，人类自从离开母亲的怀抱，其内心深处都或多或少地保留着一种寻找归宿，寻找依靠的情感，一种寻找生命最初的那种被赋予和被保护的温暖感觉的渴求。因此每当疾病来临时，相对于病患带来的痛苦，这种本能的安全感更为真切地充斥着患者的心灵。绝大多数时候，患者并不能客观准确地预判医者医术水平的高低，他要做的只能是去寻找医者给他带来的肯定、希望以及依靠的感觉。在医患关系中，医者承担着健康所系，性命相托的重任。患者就医，付出自己的信任，以自身健康下注，要的就是这些在医药知识上较自己更胜一筹甚至看似具有超自然能力人给自己的安全感，因此医卜远古是一家。这说明了信任是医患关系建立的先决条件，而医术仅在其次，医术再高，失去了患者的信任也难再有用武之地，医术不显，哪怕是巫术，但有了患者的信任，仍可构成哪怕是极具危害的医患关系。

医患关系建立在信任的基础上，而这个信任又是因人类本性中追寻归宿、依靠带来的安全感而构建，因患者对医者绝对权威的信奉而确立的，也就是患者必须对医者付出无条件地信任，所以从一开始，医患关系就因信息的不对称而建立在一个不平等的信任上面，而医患关系是稳固还是动荡就在于维持还是动摇这种信任关系。

一、中国古代医患关系及其在近现代的发展

（一）中医的发展及特点　在古代社会，广大劳动群众在长期的生产实践中积累了丰富的医药知识和诊疗经验，但是为了赢得患者的信任，树立医生的权威，只好托辞圣人之言，因此自古以来都是“圣人出而医药兴”，《黄帝内经》要以黄帝与歧伯、伯高问答的形式写就，神农尝百草，伏羲刺九针，无数先民用自己的生命和痛苦换来的宝贵经验连同自己伟岸的身躯凝固在圣人的背影和传说中。

中医是以阴阳五行学说为基础，四诊为方法，辩证为原则，中草药及针灸、刮痧、手术等治疗为手段的传统医学，它的医师培养都是在实践中通过经验的积累，慢慢成就的，它一方面有它学说的神秘感和戏剧性，高高在上，不易参透，较容易树立医者对患者的权威，另一方面它的行医模式是深入民间的零距离诊疗，能给患者的心灵带来最近最直接的安慰。可以想象一幅幅这样的画面：药庐青灯，药香四溢，一位鹤发童颜、青衫长褂的老人，望闻问切之后，胸有成竹，笔走龙蛇，在红木书案上写下祖传秘方，医患谈笑

风生，品评字画，童子取药，开炉烧水；或闹市人如潮，白衣书生，肩背药囊，手执白旗，上书“悬壶济世”四字，执手相询：“看仁兄气色不佳，乃太阴肺经受损，萍水相逢，我为医者，当尽绵力……”密室救治，针刀兼施，药到病除。当耳闻患者“华佗再世”、“扁鹊复生”的赞誉，医者拈须浅笑，踌躇四顾，笑对“此乃份内之事”时，医患之间的信任关系因医者高明的医术而进一步升华。可见医术和医患关系两者之间相辅相成，高明的医术需要在和谐良好、互相信任的医患关系中才能充分施展，而医患之间因高明的医术与令人振奋的疗效而更加互相信赖。

与此同时，中医行医的准入门槛较低，鱼龙混杂，而医术玄奥难以详细告知，因此往往患者的自我保护意识也很强，医生如不能让患者充分了解自己的高明医术，让患者对医术的权威建立信心，往往很难取得患者的信任。扁鹊见齐桓公，一次次提醒他，“疾在腠理”、“疾在血脉”、“疾在肠胃”，但齐桓公对“腠理”、“血脉”和“肠胃”丝毫感觉不到不适，一概应之以“寡人无疾”，还和左右说：“医之好利也，欲以不疾者为功。”最终病入骨髓，无药可治，司马迁评价说：“故病有六不治：骄恣不论於理，一不治也；轻身重财，二不治也；衣食不能適，三不治也；阴阳并，藏气不定，四不治也；形羸不能服药，五不治也；信巫不信医，六不治也。有此一者，则重难治也。”太史公可谓目光如炬，早在2000多年前就从患者的一般状况、病情发展、主观心理、社会因素等方面对患者对医疗措施的依从性和预后的影响做出了评判。又如华佗为关羽刮骨疗毒，被称为神医，但当他向曹操提议进行高风险的“开颅取涎术”时横遭拒绝，他以刮骨疗毒为例来试图说服曹操建立对自己医术的信心，反招来杀身之祸。

这里抛开齐桓公的刚愎自用、讳疾忌医和曹操的生性暴戾多疑这些患者的缺点不谈，其实作为医者的扁鹊和华佗自身的行为也有值得商榷的地方。他们的医术可以说是冠绝当世的，但是高明的医术不仅仅是口碑就可以带给患者信任感的，更需要其与患者之间充分的交流和沟通。扁鹊以“腠理”、“血脉”和“肠胃”来描述疾病的进展，但是不解释进展的程度和患者自觉症状之间的关系，他的诊断甚至不足以说服同行，尽管事实证明他是对的。华佗没有认清关羽和曹操这两类患者的就医心理的区别，前者忠勇过人，超群绝伦，对医者充分信任，而且当时战况危急，受伤就诊，属于急性病，手术并发症最多为截肢；后者生性奸诈多疑，对华佗曾给吴、蜀大将治病的经历耿耿于怀，且有太医吉平等人谋害他在前，自我保护意识强烈，所患为慢性病，长期接受保守治疗，开颅手术虽可根治，但风险极大，有生命危险。而华佗对两者采取同样简单的病情告知和术前谈话，自然效果迥异，招来曹操疑心，冤死狱中。患者判断自身疾病程度的轻重是以自己感觉到的症状为准的，而对于医者而言，这并不是判断的唯一根据，需要结合其他的检查及医者的经验与患者的症状进行综合的临床判断，现代医学的发展，使得患者对自身的疾病越来越处于无力和被动的地位，而这就进一步加剧了患者的不安全感，而对越来越多的“曹操”式患者，医患之间充分的沟通显得尤为重要，再出名的神医不会沟通，一样无法取得患者的信任。

医患之间存在着这种地位不平等的信任关系，这就对医者的自身道德提出了更高的要求，因此医德在医患关系的维持中也起着重要作用，在主观上约束着医者在医患关系中的行为，维持着医患之间的信任感。

中国传统医学中一直谆谆教导医者要修仁心，习仁术，认为“仁心仁术”是医术的最高境界。三国时的名医董奉在庐山行医时从不索取酬金，只要求重病患者痊愈后在山坡上栽五颗杏树，轻症痊愈栽一颗杏树。几年之后，庐山一带的杏林多达十万株之多。杏子成熟后，董奉又将杏子变卖成粮食用来赈济庐山贫苦百姓和南来北往的饥民，一年之中救助的百姓多达二万余人，留下了“杏林春暖”的千古佳话。

（二）西医在中国　西医的医德或者医学人文关怀则来自于他们的人道主义精神。随着清朝中后期西方传教士大量进入我国，西医也随着他们的足迹开始在中国落地生根。他们以上帝的名义表达自己的仁爱精神，走向贫穷瘠弱的山区办学行医。第一个来到中国的西医叫亚历山大·皮尔逊，1805 年，他在中国南方用真纳的方法给老百姓种痘以防天花，效果显著，他从没有收取过诊疗费用，更没有接受地方资助。1827 年，英国医生汤姆斯自伦敦来华，也开了为中国普及西医的先河，他上书教会派医生来援华，从此才有大量的教会医生来到中国，在平民阶层中建立起一个特殊的防疫体系。

在中国最为兵荒马乱、民不聊生的混乱年代里，在政府和军方还有地方大小势力忙于攫取最大利益，无暇顾及国计民生时，扎根在这个动荡的社会基层里行医救世的竟然是这些曾让人深恶痛绝，恶名昭著，远涉重洋而来的洋鬼子。不可否认中间有害群之马，但是他们大多数是为了传播福音，还有的是为了做防疫实践的积累，更有不为名利而单纯发扬人道主义风格的，他们大多来自西方著名的医疗机构，来自不同的人道救援组织。1932 年，几乎全中国的大中城市都受到了霍乱瘟疫的威胁。忙于内战的政府不会考虑平民百姓的死活，除了一些零散的国内医疗机构从事简单的防疫工作外（基本都是海外在华医院），几乎都是教会开放教堂免费收容，提供场地并隔离病人，做了大量的基础工作，而医生则亲临第一线，将自西方带来的霍乱疫苗接种给孩子，并以控制水源、销毁尸体等做法遏止了瘟疫的流传。几十年里，因瘟疫而牺牲在中国的海外医生也不在少数，在西方红十字会的报告里，显示仅二十年代期间在华死亡的海外医生就已经过百。

患者与民众对西医的认识也逐渐从神秘、恐惧逐渐发展为接受和称许。曾几何时，直升线条、尖塔高耸的哥特式建筑以一个封闭、陌生又充满宗教色彩的神秘空间嵌入我们的楼堂庙宇时，人们对它了产生了许多排斥性想象。在很多影视或者文学作品中，我们还能看到不少对外国传教士的描述都停留在“剖腹挖心”、“奸取女红”、妖言惑众、居心叵测的阶段。早期教会控制的医院，兼具身体治疗和精神教化双重职能，当时的医院，多以“利济”、“宏仁”、“仁济”等为名，教会通过医院向民众行医治病来表达基督的仁慈和爱心，而医院借助教会的精神信念进一步树立医术在患者心中的权威，取得患者的信任。有的教会医院甚至采取“大树底下做手术”的方法，让民众亲自参与到医疗过程中，以消除百姓对于西医的恐惧感和隔阂。而西医以实验为基础，与现代西方自然科学体系相容，重视患者知情的传统也让他为越来越多的人接受，且受到许多有识之士的推崇。1926 年，梁启超先生因血尿入住北京协和医院，被医生误诊为肾癌而切除右肾，术后病理则显示未见异常组织。但是，这位积极主张引进西学的大师并没有指责协和医院，而是公开捍卫西医，他撰文说：“我们不能因为现代人科学智识还幼稚，便从根本上怀疑科学这样东西。即如我这点小小的病，虽然诊查的结果，不如医生所预期，也许不过是偶然例外……

当西医的人道主义精神和医学技术与中国医学传统的救死扶伤、悬壶济世的美德相结合的时候，也产生了许多大医精诚的楷模。北京协和医院妇产科的林巧稚医生接生的孩子何止成千上万，可是自己却没有子女，在去世前一天她还接生了六条新生命。北京军区总医院的华益慰医生几十年如一日地辛勤工作，从没出过一起差错，从没收过一份红包，弥留之际还不忘找到那位留下1000元红包的张姓患者，将钱退还。在这些对医术精益求精，对患者不求回报，真正以救死扶伤为天职的白衣天使面前，除了信任和敬意，我们还能说什么呢？华益慰去世时大批前来悼念和送别的患者，为医患之间的和谐与信任作了最好的注脚。

二、国外如何处理医患关系

（一）古代西方医患关系　中国传统医学的诊疗模式是针对个体的机体内部气血津液、脏腑的失衡来进行诊疗的，其目标在于维持个体的平衡。西医（泛指欧洲、近东、中东等地的古代医学）的诊疗模式则从一开始就是面向大众的，它总试图去抽象出几条极具特征的描述来高度概括某一类患病的人，再针对这一类人找到一种普适的治疗方法，从而在其他医生遇到类似问题时可以借此标准以相同的方法解决这一类问题。因此西医的医患关系中也一直比较强调严格统一的制度约束，借助严明的法律条文来规范医生的行为，维持医患关系之间的信任。据埃伯斯纸草文记载，早在古埃及，医师就分普通医师、画符、念咒三类，普通医师又分眼医、牙医、头痛医、腹痛医、手足医等等，医师必须都经僧侣学校培养，治病需按圣书所载方法，即使不能痊愈也不算过错，若违反圣书治疗，病人若服药而死，则医生需偿命。无独有偶，古巴比伦的汉谟拉比法典的282条法律条文中，215～223条都是与医学相关的。如医师用青铜刀给上等人割治严重创伤，或治疗极重创伤而痊愈；或用铜刀割开眼脓肿，并能保存其目力时，可收费十个希伯来银币。中等人收费五银币。奴隶则主人付二银币。骨折或肠道疾病，上等人5银币。但若青铜披针治疗上等人之极重创伤因而使其死亡；或切开眼脓肿而使之失明，则医生需受断手之刑。奴隶须赔偿一个奴隶，奴隶失明则赔半价。医疗事故索赔也可谓源远流长了。

在医学科学的发展过程中，医患双方逐渐由患者单方面地信任医者的关系演变成了攻克疾病征程上并肩作战的战友。

古罗马时期医师培养制度相当混乱，不论男女，只要自愿或自称医生即可行医，国家并不干预，医生中可谓鱼龙混杂，医疗事故层出不穷，医患关系极度对立，到后来，凯撒大帝甚至不给予医生以罗马公民权。民众对医生的态度可以说从哀其不幸、怒其不争到了老鼠过街，人人喊打的地步。当时著名的医生盖仑提出医生必须研究哲学，具有广博的知识，认为医生需要长学制培养，至少要学习 11 年，他自称为“知识医生”以区别于其他江湖郎中。直到公元 13 世纪，亚平宁半岛上的小城萨勒诺才建立起第一座医学院，要求学生先学习三年逻辑学，再学习五年医学专业课，毕业后授予“Doctor”学位。随着这一系列医师培养制度的规范和医学科学的发展，人们又逐渐对医生恢复了信心，医患关系也逐渐趋于平缓，两者间的信任又重新得到建立。

（二）现代西方医患关系　随着现代自然科学的发展，宗教神学的桎梏被打碎，人道主义和理性主义成为社会思潮的主要内容，兼具两者的医学得到了空前发展。在这过程中，人道主义的表现尤为突出，人们生病之后不再相信是自己遭到了惩罚，而医生治病也不再是抱着高高在上的救赎有罪生命的态度，对个人真切的关心取代了以往对神灵的敬畏，强调了对个体生命的关注。南丁格尔在克里米亚战争期间，整顿战地医院，推广当时最先进的护理理念，她经常每天工作 20 小时以上，全身心地投入到伤病员的抢救和护理中，劳累一天之后还要执灯巡视病房，护理伤病员，被大家亲切地称为“提灯女郎”、“伤病员的造福者”。白求恩医生参加西班牙的内战的救护工作，呼吁加拿大国内开展医疗保险制度以保证所有的公民都能有最低保障的医疗服务，又不远万里来到中国支援中国的反法西斯战争。这些救死扶伤，不求回报，一切以患者为中心的大医大爱的故事，为医德一词作了最深刻的诠释。

在医学科学的发展过程中，医患双方逐渐由患者单方面地信任医者的关系演变成了攻克疾病征程上并肩作战的战友。匈牙利病理学家柯勒基卡（Kolletschka）做病理解剖时不慎割破手指后发生败血症，高热不退，他邀请自己的好友产科医师塞麦尔维斯（Semmelweis I P，1818～1865）讨论自己得病后的感受及病情的发展。塞麦尔维斯意识到好友的病情发展与产褥热十分的相像，就联想到产褥热可能是医务人员不洁的手或者不洁的产科器具传播了某种传染性物质导致的，从而提出了对产科器具进行消毒以及产科医务人员进行检查前要洗手的理念。1900 年美西战争期间，美军中流行黄热病，拉齐尔与卡洛尔两位年轻医生考虑到黄热病可能是由蚊虫叮咬引起的，就故意接受蚊子叮咬，然后总结疾病的自然史，进行试验性治疗，为美军疫情的缓解作出了重大贡献，但不幸两人最后都英年早逝。这种医患之间换位体验，共同对抗疾病结下的生死情谊，为白衣天使的不朽称号书写了一段又一段的传奇。

医学的发展需要代价，需要教训，需要牺牲，但不可以因此而忽视生命的价值和患者的痛苦，需要医生以自身的医德来自觉约束实验行为以维持医患之间这种合作信任关系。19 世纪初，一位叫 Martin 的水手被炮弹碎片造成了胸腹联合伤，久久不愈合，他一直接受 Beaumont 医生为他进行的换药，Beaumont 则充分利用这个直达胃的洞孔，抽胃液，观察胃里的消化过程，于是 Beaumont 成了消化系统的生理专家，胃酸之对消化的重要性也是这样被阐明的，而 Martin 则为治疗外附加于他身上的各种生理实验忍受了巨大的痛苦，最终逃离 Beaumont，隐姓埋名，就连死后家属也对他的墓地三缄其口，担心求知欲旺盛的医生们去做尸检。几经辗转，美国医师协会最终在三年后找到了墓地，并在墓前立碑："他的痛苦服务了全人类。"以此表达医者对 Martin 的歉意和敬意。尽管 Beaumont 是以科学的名义，但是 Martin 和他之间的信任关系，随着无休无止地实验和痛苦一点点消磨殆尽。高明的医术，没有高尚的医德的约束，很容易就把医患间的信任带向崩溃的边缘。

（三）当代西方医患关系　现代医学技术的发展，使得医患两个角色在诊疗过程中越来越被物化，流水线般的检查、程序化地告知、取药、治疗，患者直接面对的是无数冰冷的仪器和深奥的术语，医患之间面对面的直接交流时间日益减少，医患之间的信任关系因而越来越疏远。而随着人群科技文化素质的普遍提高，越来越多的患者渴望能够与医生在病情上有更多的交流，了解更多的医疗信息，加强医患之间的沟通。在这种背景下，西方的医疗体系出台了不同的医疗制度来适应这一改变。

美国是发达国家中唯一没有提供某种程度的全民医疗保险的国家。和经济制度一样，美国医疗体制也是以高度市场化为主要特征，美国有大量的私人医院和私人医生，1997 年美国每千人拥有的医生数就达到了2.7人，而我国经济较发达的江苏省2002年每千人拥有医生数还不足0.4人。美国的医疗体制以医疗保险来构建就医体系，保险公司就是在投保人和医生之间进行风险管理、赚取利益的。这种第三方付费制度的优点在于，医患双方都不必考虑能否负担得起医疗费用而进行诊疗行为，因此在医疗决策时，患者都倾向于最好的医院和最贵的检查，医生则倾向于作最全面最繁琐的检查，因此美国的家庭医生和患者之间是毫无保留的信任，医生为了患者的健康设计尽量合理的方案，不必顾忌花费的问题，医生不定期的上门随访，更是拉近了医患之间的距离，因此美国的家庭医生与患者之间往往都有着十分友好的关系。但这个制度又有它自身的缺点，就是医生、患者和保险公司三方都没有降低医疗费用支出的动力，都想着花最多的钱，要最好的服务，保险公司虽然是要掏腰包的，它却可以通过提高保险金来减轻自己的负担，从而导致医疗费用支出上涨的恶性循环。美国最便宜的医疗保险每人每个月至少也要花费大约200美元，比较好一点的保险计划每年动辄上万。需要为员工支付部分保险金的美国企业则苦不堪言，比如在通用汽车公司，每生产一辆汽车，就得付出1500美元的员工医疗费用。

英国的每千人医生人数也相对较少，2004年才达到2.2人，它的国家医疗服务体系（NHS）旨在为英国的全体国民提供免费、经济、高效的医疗服务，它由英国各级公立医院、各类诊所、社区医疗中心和养老院等医疗机构组成。这些医疗机构是英国医疗体系的基本组成单位，常被称为联合体。联合体通过健康中心和门诊部提供服务，有时还会到患者家中进行诊疗。这些预约和治疗都是免费的。英国实行的是医药分离制，除牙科收取少量治疗费外，国家医疗服务体系下的医院门诊基本上不收费。儿童、孕妇、一年期的哺乳妇女、60岁以上的老人、低收入者和欠发达农村地区人群一律享受免费医疗。一般常见病患者就医必须先到基本护理机构看医生，然后根据病情的需要转到二级、三级医院就诊，这就大大节省了开支。基本护理机构深入民众之间，为民众提供方便快捷的医疗服务，但是在这种转诊制度下，患者的病情容易被延误，得不到及时准确的治疗。基本护理机构的医疗水平较低，患者通常只把这里当作一个转诊的起点，大量患者为了及时就医，不得不选择私立医院，而基本护理机构每年因延误治疗而招致的医疗官司也是麻烦不断，在基本护理机构工作的医生往往得不到患者足够的尊重，医患之间缺乏信任。

三、现阶段如何处理医患关系

要建立医患之间充分的信任，需要高明的医术为基础，良好的医德与完备的医疗制度作保证，而让患者了解这一切，并与医生达成信任的有效途径正是医患之间的沟通和交流。成功有效的交流是构筑医患之间信任关系的重要桥梁，它基于医者渊博的知识、全身心投入、用心倾听以及和睦友善的态度。

（一）提高医务人员素质　提高医生自身素质，是医院管理者正确处理医患关系的重要条件，大致可从以下几方面来加强。

提高医生的医疗技术水平，减少技术性医疗纠纷。尤其是对于基层医院来说，医疗技术相对落后，医护人员临床经验相对不足，因此，更需要医生接受再教育。

提高医务人员心理素质，了解患者的心理，融洽医患关系。医护人员承担着为患者的生命健康保驾护航的角色，在大工作量、高强度的诊疗任务面前，医生的心理素质相当重要，医院管理者必须教导医务人员以豁达、开朗、细致、周到的态度对待每一位病人，听病人陈述，满足病人要求，尽量与病人沟通，同情、安慰病人，医患关系自然融洽。

提高医生医德修养，增强责任感，减少医疗纠纷。Walsh Mcdermott 在《西方内科》第一版中写道：“医学不是纯科学，而是一门需要博学的职业，它深深地植根于多门科学之中，并且有责任和义务运用这些科学为人类谋取利益。”可见医病救人不仅是医生的职业，更重要的是医生的责任，是医生帮助社会一个特殊的弱势群体重获健康的责任。

（二）正确看待知情权，充分知情才有充分理解　在临床曾见过这样的一例腹腔镜术前谈话，A 医生一再告知被手术的老人腹腔镜手术创面小、出血少、粘连少、恢复快、术野清晰等等，老人家就是一句话：“以前开刀不也挺好的嘛，干吗现在换这个，价钱又贵。”B 医生只说了一句：“以前开肚子做手术，伤元气，现在这个用镜子做，不伤元气。”老人就同意了。“元气”一词真是胜过千言万语，虽然未必科学，但它拉近了医患之间的距离，赢得了患者的信任。

生病时，患者是脆弱的，在身体和心理上都是无能为力的，而医生了解医学知识的特点和职业属性，决定了其在医患关系中的支配地位，因此要注意平衡医患之间的地位。面对艰深玄妙的理论，专门化的术语，形状诡异的器械，患者对自己的病情和即将进行的诊疗一无所知，被动无助地等待着医者施舍恩泽。孤独、无助、失去依靠，寻找归宿这些本能的情感又开始涌上心头，安全感的破碎严重地动摇了他对医者的信任，怀疑、拒绝甚至敌视的情绪开始滋生。如今患者的自我保护意识更强，对于这种信息不对称状态下的信任的危机感也更强烈。当你觉得自己苦口婆心，而患者仍是冥顽不灵，不听劝说时，首先要扪心自问，自己是否正在使用大量艰深晦涩的名词享受着说教的优越感，而忽略了患者的理解能力。患者想知道的不是简单的要做什么和不要做什么，他希望能充分理解医生的建议，从而得到一次受尊重的可理解的有把握的选择机会。

（三）新时期医生的角色转变　现在的患者通过互联网或者书本获得了大量的医学知识，使得他们对自己的疾病的了解，在某种程度上比医生知道的还多，但是他们的一个缺点就是不能鉴别这些信息的真伪，往往全盘吸收不加鉴别，需要医生正确的解说和引导。传统的医生角色都是家长式的，在所有重大事情上，医生都是直接下达命令或给予特殊指示，现在患者要求与医生有更多和谐公平的对话，大多数人他们不仅要求知道医学知识，还期望得到尊重，并与医生平起平坐。

在这种情况下，医生扮演的角色应该是一个专注、坦诚、忠实的聆听者，在交流中，可以运用通俗易懂的语言，适当的肢体语言，采用合作而非命令的方式，通过开诚布公的对话，恰当的幽默和热情来赢得患者的信任。与患者建立初始关系后，医生必须时时注意谈话技巧，创造机会了解患者关心的问题，鼓励患者向医生坦率地、毫不隐瞒地诉说自己的感受、关注和想法，同时要对患者提供的所有信息表现出重视和尽到保密的义务，让患者觉得自己的倾诉是有安全感且时时得到回应的。

医生在交流中应该注意多听少说，鼓励用患者提出的并且对患关心、和睦以及合作是良好的医学谈话技巧的特征。

者重要的话题来交谈；尽量避免一些控制交谈的话习惯（打断、命令口气或演讲式说话）寻求问题并提供完整、可理解的答案；让患者确信他们有机会谈论自己的问题；确认何时患者所希望的是自己的感受得到别人的认同和被同情，而不是问题本身的解决，这时医生必须及时地对患者表达其同情之心。交流中应使用肯定的语言，建立合作关系，用合理的措辞询问隐私，要避免傲慢专横，主观判定患者信息，对患者的任何问题都要完全反应，但又不可过度谦卑。目光的交流，笑声和幽默，都是成功交流不可或缺的因素，幽默是坦诚交流的基本要素，恰当的幽默使得患者消除焦虑，而不恰当的幽默则易导致恐慌招致误会，欢笑有助于推动所有积极的情感：爱、希望、信任、生活的愿望、欢乐、目标和决心，有助于我们建立良好的感觉，适应逻辑与荒谬间的冲突。

（四）医患沟通细节事关成败　关心、和睦以及合作是良好的医学谈话技巧的特征。开放式的问题并配合耐心倾听，并以点头或简短的赞成语言来鼓励患者交谈，告知患者病情严重性和紧迫性时不应该过度惊吓患者。患者充分理解并畅所欲言、大胆询问自己的病情和治疗方案对于其严格遵循医嘱，取得最佳疗效有着十分重要的意义，同时在交流中可能会为医生提供细微易忽略但又有很重要意义的诊疗反馈信息。此外，体格检查时手法轻柔，尊重患者隐私也是促进医患之间相互信任的一个重要因素。

高尚源于平凡，细节成就伟大，医院的就诊环境对医患关系也有重要影响。人性化的病房设计，减少台阶、门槛等不利于轮椅或平车运行的障碍，在走廊处增加扶手、座椅等；建立简明高效的标识系统，配合导医人员，方便患者迅速找到自己的目标科室；营造温馨优雅的人文气氛，使患者有宾至如归的感觉，如把医疗仪器隐藏在木制家具中，病房里增加各种人文书刊，病房与走廊中不再长久弥漫着刺鼻的消毒水的气味，建立更具人情味的探视方式和制度等等。

此外，加强法制建设，深化体制改革，杜绝不正之风，加强与媒体的沟通，普及基本的卫生与健康知识等措施，都有助于为改善医患关系创造良好的社会环境。

特蕾莎修女在获得诺贝尔奖后的演讲中这样说道：“我们读圣经时，会读到上帝说过的一句话：‘即便是一个母亲遗弃了她的孩子，我也不能遗弃你们。我要将你们握在掌心里保护你们。’我们被上帝保护在他的掌心中，我们是如此地贴近他，就像是未出生的孩子蜷卧在他的掌心里。”人类的文明已经走过了千万年，但是我们依然渴望能够有一双羽翼为我们挡风遮雨，让我们不受伤害，我们总憧憬着会有一个真切的或者虚幻的心灵的依托，驱散我们这种与生俱来的孤独感。而当病痛袭来，患者焦急无助地等待和忍耐时，这种回归、依恋的渴求更为真切，而被赋予了知识、技能和爱心的医生就要在这时为患者提供这个心灵的支点。因此医患之间的信任，是病魔缠身的患者寻找心灵依靠的安全感和救死扶伤的医者呵护生命的责任感的契合。而正是有了患者求生的渴望和医者无私的爱心，有了医患之间的互相信任，医学才能赋予生命以新的力量。

思考题：

1. 2007 年 3 月，某家媒体将茶水当做尿液的样本送至当地多家医院化验，十家医院有六家检出茶水“发炎”，掀起轩然大波，在医患之间引发了前所未有的误解与信任危机。事后，全国 92 家三甲医院医务人员以实验证明：茶水当成尿验，九成化验单呈假阳性，又引发了另一场媒体责任的大讨论。

(1) 试谈谈你对此事的看法。

(2) 试谈谈你对医患信任现状及其影响因素的认识。

(3) 如何看待媒体在创建良好健康的医患关系中的地位和作用。

2. 成都市儿童医院血液科护士长张德丽因“职业耻辱感”离开医护行业。试谈谈你对此事的看法。

第四节　投我以木桃，报之以琼瑶
——治疗性沟通

在生命的路程受到挫折甚至面临终结时，每一次关怀，每一次扶助，每一丝来自他人的温暖，都会让前方出现希望的光芒。医患之间的每一次呼唤、共鸣、交流和关心所带给患者的不仅仅是诊疗任务上的指导，更是战胜病患的爱心、勇气和信念。投我以木桃，报之以琼瑶，良好的沟通是双向的、互动的、互惠的，医患沟通不仅仅是医患信息的交流，也是治疗中不可缺少的手段。

治疗性沟通是一般性沟通在医疗工作中的具体运用。一般性沟通（general communication）［或叫基本沟通模式（basic communication model）］就是发出者（thesource - encoder）通过一定途径将信息传递给接受者（thereceive encoder）。接受者在到信息后，给发出者提供反馈（feedback）信息，以使发出者了解接受者的反应。在治疗性沟通中，信息发出者是医护人员，信息接收者是病人，要沟通的信息是医护专业范畴的事物，其目的是为满足病人的各种需要，对病人的心身起到治疗作用，故称之谓治疗性沟通。治疗性沟通有以下特征：①以病人为中心；②以目标为导向；③重视真实性；④减少自我表露；⑤注重保密性；⑥接受病人。

医患关系是一种专业性的关系，医疗的目的是为了帮助患者，医患互动中要结合人际关系技巧，帮助患者发现问题、及时学习、改变、促进个人成长。由于期望这种专业关系的建立可以达到治疗性的效果，所以也称之为治疗性人际关系，形成良好治疗性人际关系的手段是治疗性沟通交流。美国高等护理教育学会于1998年修订的“护理专业高等教育标准”中，将沟通能力定义为护理专业教育中的核心能力之一目前，治疗性沟通已被国内外护理界认为是最能体现护士职业价值的三大护理行为之一。治疗性沟通同时是心理精神科医生的重要治疗工具，随着医学的发展，治疗性沟通在医生和患者之间的应用也越来越广。

治疗性沟通的目的是获得或提供信息、发展信任关系、表现关爱、探索感觉。获取有关患者健康状况和健康问题的信息很重要，在这些信息的基础上才能做出准确的评估和治疗计划。例如：从患者入院到出院，医生需要询问患者病史、关注病情变化、适当进行健康宣教等；护士要给患者介绍住院环境、规章制度，解释治疗、操作、检查，教患者自我护理，回答患者的问题，做出院指导等等。医护与患者刚刚谋面时彼此陌生，医护必须通过诸如诚恳地回答问题、迅速应答、不断巡视等手段与患者建立起相互信任的关系。主动为患者拉一拉枕头、倒一杯水、问一问舒服不舒服都可以表现出关怀，能准确叫出患者的名字、主动向患者问候、进门的时候敲一敲门等等也可以表现出关爱。亲密关系一旦建立，医护就能鼓励患者道出真实的感觉，很多患者对疾病很焦虑、或对检查很害怕、或对医院环境很不安，很多患者不愿意承认自己很焦虑或害怕，但是通过使用治疗性的沟通技巧，医护往往能够帮助患者讲出自己的感觉，从而减低焦虑。有的时候澄清问题就可以缓解恐惧和焦虑。

治疗性沟通是心理学上常用的一种治疗工具。它是一种沟通技巧，目的是帮助患者应对与适应不能改变的环境和现状，克服心理上的障碍，以及学会如何有效地与人相处。它与一般性人际沟通的主要差别是治疗性沟通以患者为中心并有明确的目的性，注意促进患者的自我暴露。在治疗性沟通过程中，真挚、尊重和同感心是其中的3个要素。良好沟通态度的养成需要注意向病人传递温暖的感觉、持有真心诚意的态度、尊重病人、积极的倾听、确定互动关系界线、表现同感心、合理分配时间、调整步调与病人一致、提出有效适当的问题、注意细节间的关联性。

美国学者Egan在其论著中对医务人员如何做一个巧妙的帮助者提出了基本的沟通技巧。这些基本的沟通技巧包括：注意（attending）、主动倾听（active listening）、移情（empathy）和探究（exploring）。

Egan指出无论是基本的沟通技巧还是高级的沟通技巧，实施的前提是帮助者要具备热情、尊重、真诚的素质。人们常说热情是凝聚人与人的胶水，是人们相互吸引的磁石。热情的表现不是孤立存在的，它与尊重、真诚、移情在一起相互促进。虽然热情经常运用，可是很难学习，很难指出何种做法就是热情的，尽管如此我们还是可以通过与交流对象的目光接触、谈话时身体与人处于同一水平、上身前倾、身体放松、点头表示兴趣、微笑、幽默、温暖的声调等等方式表现出热情。

尊重可以体现在帮助者与交流对象相互认识、建立关系、建立融洽气氛和结束谈话的各个阶段。在相互认识的阶段，看对方、不分心、保持目光接触、微笑、适宜地称呼对方、叫出对方的名字、介绍自己、握手等都可以表示出尊重对方。在建立关系的过程中让对方知道你是谁、干什么的，了解对方有什么需要、你可以提供哪些帮助，你可以如何保密等能够显示出尊重。能够让对方知道每次见面时间的长短，保证谈话处于隐私和不受打扰的状态，谈话的地方温度、光线、物件的摆放适宜，尽量不调换预约时间、如果更换时间能及时打招呼、表示抱歉，所有这些都有助于融洽气氛的建立。讨论、总结、让对方知道要结束谈话的时间也可以表现出尊重。真诚是真实、一致，是表现“自然的自我”，是信任的基础。真诚是真实地以语言和非语言一致地表达有建设性的、中肯的思想感情。

一、注意（专注）（attending）

注意（专注）是指帮助者在生理上、心理上与服务对象共处的情形。在许多生活事件中，只是简单地与他人在一起却十分重要。如果你的一个朋友住院了，你只是去陪一会儿，不交谈，情况也会不一样。只是陪伴一个悲恸的人不说什么也会使他（她）感到好了许多。人们喜欢别人关注他们，被忽视是很痛苦的。有效的注意可以做到两点：①告诉服务对象你与他在一起；②把自己放在了认真倾听别人担心的位置上。陪伴的表现能鼓励别人相信你，对你敞开心扉，袒露他们的问题。不真实的表现会让人对你不信任，使别人不愿把自己展露给你。注意的技巧（SOLER 技巧）包括：

（一）面对服务对象（face the client squarely）　面对别人是一个参与、投入的姿势，意思是“我在这里，我与你在一起”。当然如果有什么原因，正正地面对别人意味着威胁，就换个角度，关键要注意专心、注意的质量。

（二）采取开放的姿势（adopt an open posture）　手臂、脚的交叉都是一种不太愿意参与别人的象征。开放的姿势表现出你能够听取别人想要说的，当然腿的交叉也不就意味着你不想介入，但你应问自己“做什么不能显示出我是开放的，是适合服务对象的?”

（三）上身前倾（lean toward to other）　上身前倾提示“我与你在一起，我对你及你的谈话感兴趣”。上身后仰提示“我没全和你在一起”、“我烦了”。

（四）保持良好的目光接触（maintain good eye contact）　目光接触不同于瞪着别人。如果你深入观察两个人谈话，你会惊奇眼睛直接接触的数量。保持良好的目光接触就象是在说“我与你在一起，我想听你所说的”。偶尔移开目光是不违反原则的，但是如果你经常转移目光，你会让人觉得不愿意与人家在一起或不愿意参与人家的谈话，或表示你自己不舒服。

（五）放松（relax） 做到放松意味着两点，一是不烦躁、紧张，或忙着分散面部表情，让人纳闷是什么让你神经兮兮；二是让自己舒服以便利用自己的身体传达接触和表情，让对方感到安心自在。

如果你关心对方，对它的利益感到有责任，那么如果你的非语言行为传达出了相反的信息是不公平的，因此你应该保证专注表现的质量。

二、主动倾听（active listening）

倾听是指帮助者捕捉和理解服务对象传达信息的能力，信息可以是语言的也可以是非语言的，可能是清楚的也可能是含糊的。倾听看起来简单、容易做到，而实际上常常有人没听对方说的是什么。“你没听我说什么”，“我听了，我能复述你讲的每个字”，人们寻求的专注、倾听不是人们重复他们所讲的每个字的能力，录音机能做得很完美。人们希望通过人类交流得到多于生理反应的东西，希望别人有心理、社会、情感上的反应。

主动倾听包括四件事：①观察、读出对方的非语言行为——姿势、面部表情、动作、音调等；②听、理解对方的语言信息；③听出上下文、背景性的东西；④听出矛盾、分歧、不协调的地方。

即便人们沉默地呆在一起，空气里也弥漫着信息。研究表明人们如何察觉对方是喜欢他还是讨厌他，7%靠真实的语言，38%靠声音，55%靠面部表情，如果面部表情与说出的语句不相配，人们更相信表情。因此有效的帮助者要学会如何理解别人的体语（如姿势、身体运动、手势）、面部表情（如微笑、皱眉、抬眉毛、缩唇）、声音（如音调、音量、变调、停顿）、可观察到的自主生理反应（如呼吸加快、脸红）、生理特征（如身高、体重、肤色）和一般表现（如着装、修饰）。听对方对其经历、行为、情感的描述，理解对方的语言信息是主动倾听中的又一个方面。帮助者要不断地问自己“对方的主要信息是什么?”，“接踵而来的是什么?”，“对方的观点是什么?”，“什么对对方最重要?”，“对方想让我明白什么?”。

人们所传达的内容往往要多于语言和非语言信息的总和。每个人受到居住、生活环境的影响，讲话的内容会带有一定的社会、经济、文化背景。听出对方谈话的来龙去脉很重要，就象人们常说的听话听音，响鼓不用重锤，主动倾听要能理解对方讲话中暗含的意思。对方的看法，对他人、自身、世界的情感是真实的，需要人理解，但有些时候他们自身的感知和真实世界是相矛盾的。所以主动倾听还要能察觉分歧、差异、歪曲和不协调的地方。

关于倾听的具体技巧将在本书后续的章节中提及。

三、移情（empathy）

不接触对方的世界是不能理解对方世界的。移情从某种意义上讲是人类接触的一种形态。尽管我们不能超自然地进入另外一个人的内心世界，但可以尽管接近，这对于帮助别人是有用的。移情关系的建立需要交流，但并不是说只有通过语言才能相互理解，也许只用一个眼神。如果说专心和倾听是使帮助者接触到对方世界的话，移情是使助人者交流其对对方世界理解的一种技巧。

如果将交流技巧分为三个层面：①有洞察力，即能准确感知；②知道如何，即能意识到需要做什么样的反应；③十分自信、肯定地做出正确的反应，那么移情就属于第三个层面。移情包括把你对对方经历、行为、感觉的理解翻译成为一种反应，借助这种反应与对方分享那份理解。要想有移情反应，就必须能在听人讲话时问自己“这些情感即情感下的经历、行为的表达是要说明什么主要信息?”，“什么是对方最想说给我的?”，一旦你察觉你发现了关键的信息，检查一下是否准确，然后用“你觉得……因为……”这个公式提供移情反应。“你觉得……”跟的是准确的情感用词和正确的强度，如你觉得不快、特高兴、气疯了等。“因为……”跟的是情感下经历、行为的暗示，如因为搬家意味着离开所有的朋友、因为检查结果是良性、因为你这么努力还没达到预期目标等。

运用移情可使你达到以下目标：①建立融洽关系，让对方感到你是知情达理、善解人意的；②检查你对对方理解的深度；③给对方提供支持；④约束助人者少提无关的问题，少提不成熟的建议；⑤可以润滑交流；⑥为将来干预对方，如挑战对方的假设和感知铺平道路。为了促进移情，助人者应该给自己充足的时间思考，使用简短的反应，使自己的反应适合对方的情况。

四、探究（exploring）

多数情况下当对方向帮助者展示自我的时候，移情是助人者最基本的反应，同时助人者也应该鼓励和帮助对方探究对方所关心的事，特别是在对方不能自主表达的时候。

探究是帮助对方谈自己和清楚地表达他们所关心的事的一种语言策略。由于探究的目的，所以它应该用于帮助过程的每一个步骤。探究有几种形式：陈述、感叹、提问。探究不一定都要是问句，可用陈述句、祈使句让对方谈话并澄清相关的事件。例如“我能看出你很生气，我知道一些原因，也许你愿意讲给我听。”，非常自然，陈述句探究使对方要么说，要么说得更准确。

感叹词可以帮助对方集中。探究不一定是依据完整的问话或陈述，可以是一个字或短语，帮助对方集中注意力进行讨论。如“我和我儿子关系还不错，尽管我不完全满意。”，“不完全?”，“是的，我应该说不满意，因为?”。即便是以“是”、“我明白”、“噢”、“啊”、“哦”、点头等作为反应也一样有帮助，这不意味着助人者精力分散了，或不知道该怎么样了。感叹也可以是非语言的，例如“我不知道该怎么对你说，我从来没告诉过任何人”，助人者不说话但保持目光接触，身体稍微向前倾。探究是一种影响形式，不是逼对方招供不想说的东西，象“来来，告诉我，不会有伤害的”就不是探究。

提问可以帮助对方说得更多、更自由、更确切。提问要讲究原则，第一，不要提问太多问题，提太多问题对方会觉得受到盘问，不利于帮助关系。即便是著名的心理专家、咨询专家也会发现自己问过许多他并不想知道的问题。帮助并不是一问一答，那样会把人问跑了。第二，问的问题要服务于目的，不要随意地、无目的地提问。问题要与对方有关，提问要促进对方思考。第三，要知道问开放性问题可以使对方谈及特别的经历、行为、情感。也不是说闭合性问题不能问，但开放性问题可以帮对方把遗漏在其故事以外的事填上。第四，在问问题时，一定以对方为中心，问题的焦点是对方和对方的兴趣，不是助人者的理论。要做到这一点，创造性的方法就是让对方对自己提问，如“如果现在你问你自己一个问题，会是什么呢?”。

将探究与移情结合使用是明智之举。用探究增加而不是减低对方的积极性，在用探究有反应之后，不是再进一步地探究，而用基本的移情作为方法鼓励进一步的探讨。首先，如果探究有效，它会产生出信息需要倾听和理解，需要移情，第二，移情如果准确有助于进一步探究，这样好比把球踢回了对方半场。

治疗性沟通技巧不只是注意、倾听、移情和探究，还有挑战的技巧等。好的沟通技巧不等同于好的帮助，过分强调沟通会使帮助停留于谈，而不是做。沟通技巧是重要的，但必须服务于帮助的过程，如果沟通技巧不能帮你建立与对方的良好关系，那恐怕你少有可能改变对方。

五、治疗性沟通部分内容简介

（一）医护人员与老年病人的关系沟通　老年人由于退出工作舞台，从社会的主角变成社会的配角，社会作用和社会地位下降，他们往往有一种怀旧心理，嘴边上的话常常是过去如何如何，生活上依赖性强，希望子孙绕膝，在家中说了算。住院期间希望子女经常探望，害怕受冷落。面对老年人，医护人员应当是子女角色，从衣食住行各方面关心体贴。某医院曾收住患者李某，慢性胰腺炎合并糖尿病，70 岁男性，老伴过世，儿女因工作忙不能经常来院看望，就请了一陪护。老人表态支持儿女工作，内心却十分不满，在住院期间经常与陪护及医护人员发生矛盾，并打电话将儿女召回。由于沟通不当，误会加深，其儿女与医护人员也多次发生争吵，并多次更换陪护。次月接班的新任管床医生充分了解情况后，积极与老人沟通，尽量满足老人的合理要求，详细解释治疗的计划与进展，并多次与老人谈心，一方面表示尊重与关心，一方面也希望他理解子女的难处。同时该医生与患者的家属也进行了充分的沟通，希望他们下班后或者每个周末能有人来陪陪老人，取得了极好的效果，出院时老人一家都与该管床医生成了好朋友。

（二）医护人员与患儿的关系沟通　婴幼儿对住院情绪反应较小，只要喂养好，逗逗玩玩即可感到愉快。有时哭闹，不能单纯依靠食物解决，需要给予抚爱，抱抱逗逗。在治疗和护理患儿时，医护人员应当以母亲、父亲的角色出现在患儿面前，形成父母亲与孩子的关系。某医院病房曾同时收治一位诊断肾病综合征的八岁女童白某和一位肾病综合征初治后复发的九岁女童马某，马某因为已经接受激素治疗半年，具有典型的库欣貌：满月脸、水牛背。有一次两人玩耍时，马某无意中告诉白某："咱们俩是一个病，你以后吃了药也会像我这样胖胖的。"白某就开始不肯吃药，并且开始吵闹着要回家要上学。主管的住院医师使用了玩具、零食、爱抚、唱歌等多种手段后终于取得了白小朋友的信任，明白原来她担心的是变胖，就把马某找来，同时拿来病房的一本收录以往小患者的相册给她俩看，告诉她们激素治疗对肾病综合征的重要性，并对白某说："短时间里你可能会跟小马一样胖，但是等病好了之后，就不用吃药了，就又会瘦下去了，你们看这些小朋友，都是和你们一样的病，当时个个都是小胖子，现在不是都瘦下去，跟以前一样好看，一样可以上学了吗?"白某才破涕为笑，开始乖乖吃药。

（三）医护人员与同龄人的关系沟通　在患者中，青壮年占很大比重。青壮年因生病住院，心情表现多种多样，其特点是害怕因生病影响自己的学习、工作、爱情等。面对这些同龄人的患者，医护人员应当扮演战友和兄弟姊妹的角色，一个咨询者的角色，同他们的关系应当是手足关系，协作关系。有一位新晋妈妈在离开某医院产科时，一再要求该病房的护士长找到当时她在产房待产时遇见的一位护士，并向她当面致谢，她回忆自己当时在待产室，阵阵宫缩疼得她忍不住哼哼，而大多数医生和护士正在隔壁产房忙碌，还有几位护士则忙着准备工作或接电话，没人理睬自己，心里又悲又气。这时有位护士刚好准备下班，看到她这种情况就走过来坐在她身边，微笑着说："真羡慕你呢，快要当妈妈了，不过都是要挺过这关的啊!"她说，那位护士的微笑和守护在她最需要的时候给她带来了莫大的勇气、信心和温暖，让这人生的神圣一刻变得更为难忘而美好。

（四）医务人员与患者家属的关系　从以下几个方面做好家属工作：

1. 应及时向家属介绍病人的病情诊断及预后，使他们对病人的情况心中有底，便于做好各种安排。

如病情较轻，他们可以放心去处理自己的工作；如病情严重，则可早作意外不测的准备。一位神经科医生在诊断了一个年仅18岁的运动神经元病以后，委婉告知家属预期寿命一般不会超过5年，而该病并没有有效的治疗方案，建议家属不要再四处奔走求医而浪费时间和金钱，而应把精力放在如何让病人好好地度过这最后5年上。家属并没有得到期望的结果，但他们非但没有责怪医生，反而对医生表示极度感谢。

2. 应做好家属的思想工作，使他们对疾病有正确的认识，以便共同稳定病人的情绪，以积极配合治疗护理。

对于家庭关系不和的家属，则应提醒他们关心病人的重要性。曾经有一个患1型糖尿病的13岁女孩，以酮症酸中毒起病住院后很快病情得到了有效控制，血糖趋于稳定，但是有一天忽然血糖波动极大，找不出任何诱因；结果同屋病友告诉医生清早父母来探视时突然当着小孩面吵架，此后小孩情绪极差。于是，请家属来以后，医生郑重告知家庭不和对患儿血糖的影响，于是父母立即注意了这个问题，未再出现类似情况。

3. 对年幼、年老、残疾病人家属，应指导家属协助病人恢复自我照顾的能力，提供恰当的照顾，而不应完全由家属替代病人，以影响病人健康重建。

对于脑血管病后遗偏瘫的人，一定要鼓励患者多进行康复运动，而不是所有的事都代替患者完成。

4. 倾听家属提出的合理要求，主动解答家属的疑点，创造条件和机会满足家属更多的信息要求，减轻家属的心理负担。

比如这一点在糖尿病病人身上就至关重要，家属只有充分懂得糖尿病的各种注意事项，才可能帮助患者长期有效控制血糖。

（五）实习医学生的沟通　首先要处理好与医生、护士老师的关系，从广义上讲，病房里所有的工作人员都是老师，包括各级医生、各级护士、进修医生、已经在病房实习半年的实习医生等，狭义的老师包括医生、护士。实习医生在实习阶段应该注意观察老师，学习其行医的思想、行医的准则、行医的技术、行医的行为、行医的进取精神等。为保证医疗活动的安全，实习过程中的所有的操作均需要在老师的指导下进行，实习生不允许单独做任何操作。第二，处理好与病人的关系，病人同样是“老师”，要尊重、体贴、同情、关心病人，表现出成熟、果断、轻柔、耐心，注意用病人能听懂的语言问诊，一般情况下不要解释病情。第三，处理好与同学的关系，同学实习一般是以一个小组在一起较多，4～5人，大家要有团队的精神，要互相帮助、团结一致、关心他人，心胸宽广；多做一点事，你得到一次多学习的机会，你应该感到欣慰；要提高自己的素质，高标准、严要求，要积极地、主动地、谦虚地、策略地学习一切所能学到的东西。

治疗性沟通是人际沟通的一种特殊形式，是医护人员与患者、家属之间在特定形式下进行相互交流的一种方式。近年来医院发生的医疗纠纷或病人来信多数是由于治疗性沟通不畅引起的，因此，如何促进医患间的有效互动，使治疗性沟通达到预期目的，是做好医疗工作的关键。

思考题：

1. 赵××，青年女性，住院期间，多次暗示病友与其他医护人员，主管她的住院医师对其有爱慕之意，心理医学科会诊认为属于“钟情妄想”表现，如果你是那位被怀疑“爱慕”患者的主管的住院医师，你将如何与患者及其家属沟通？

2. 周××，中年男性，因患某罕见疾病，辗转求医，花费巨大。虽明确诊断，但治疗目前世界上尚无成熟疗法，仅以支持治疗为主，其女面临高考，患者心情极差，经常与医护人员发生矛盾，你将如何与患者及其家属沟通？

第六章　山重水复疑无路，柳暗花明又一村——医患沟通锦囊

英国哲学家培根曾说过：“得不到友谊的人将是终身的孤独者，没有友情的社会则只是一片繁华的沙漠，当你遭遇挫折而感到愤闷抑郁的时候，向知心挚友的一席倾诉可以使你得到疏导，否则这种积郁会使人致病，除了一个知心挚友以外，却没有任何一种药物是可以疏通心灵之郁闷的。”因此，富有技巧的医患沟通不仅是成功的诊疗活动的开始，有时更直接参与到患者的治疗中去。

第一节　欲取鸣琴弹，恨无知音赏——倾听的技巧

看到“倾听”这个字眼，很多人会说，人只要有两只耳朵，不是先天或后天的聋子，那么他都会听。然而虽然每个人都会听，但听的质量好坏，起到作用的好坏，并不总每个人都做的很好。学会听别人说话有那么重要吗？当然重要，在我们的人生旅途中有很多我们丧失的机遇，也有若干阴差阳错的信息，有不少失之交臂的朋友，甚至各奔东西的恋人，都是缘于不会听的结果。尤其是那些生

活在都市里的人们，每个人都有一种疏离感，因为我们的个人心理上筑了一堵墙，互相隔离，自我保护。很多时候，我们渴望找到的，只是一位肯聆听的朋友。

一、倾听是所有沟通交流基本要素

格德林的人格变化理论曾对倾听的期待概念提供了某些理论基础并阐释了这一倾听过程。格德林认为，“身体感官”是人格的基本元素，身体感官较之一种清醒的意识更具有包含性，它可以包括在某一时刻所感觉到的任何事物，不管事物对象有多么模糊、多么微弱。当一个人想到或注意到某一事件时，即使这一事件还只刚刚开始，身体感官就已不再是一个静态的客体，而是处于变动不已的状态之中，诉说者的身体感官对于倾听者来说就呈现这样一种流动的形态。格德林，罗杰等人的研究表明，当特定的态度直接指向身体感官时，它要比其他态度更倾向于带来人格方面肯定性的变化。这样，倾听就演化成一种具有“推进变化”作用的措施。这种推进变化的强化方式，在很大程度上依赖于倾听者细心地揣摸，而绝对不是取决于他去直接建议和推动变化。

通俗些讲，只有听见，更重要的是听懂对方所表达的意思，我们才能达到交流的目的。倾听，是所有交流、沟通的基本元素。

然而，越来越快的生活工作节奏，使得人们通常都只听到自己喜欢听的，或依照自己认为的方式去解释听到的事情，往往这已不再是对方真正的意思了，因而人们在“听”的时候往往只能获得百分之二十五的真意。因此为了改进人们的沟通，首先应提倡学习倾听的技巧，所谓倾听技巧包括了很多方面，比如不轻易被外界环境干扰交谈的过程，使得倾听变得最为有效；再比如积极主动地倾听对方所讲的事情，掌握真正的事实，藉以解决问题。

学习如何倾听的想法听起来要么显得多余，要么显得有些屈尊俯就。确实，我们从婴儿时起就已经在听别人说话了，但事实上，真正仔细地倾听不同于表面的听声音，它是一种不同于此的技巧，是我们长大后仍需要学习，以后还需要不断学习的技巧。在生活中，倾听可以防止因电话串线和沟通能力差引起的错误，能帮你了解眼前正发生的事，能使你听出与你谈话的人的弦外之音，它也可以增加别人对你的好感。

如果你抛弃自己的傲慢和虚荣，微微前倾你的身姿，目光清澄地注视着对方，谦逊而平等地待人，你的耐心就有了坚实的基础，你可以和述说者进行心灵的交流，并从那里获得温暖的信任和支撑。

倾听在人与人的交流中是一种基本形式，在医患关系当中更是如此。医生与患者交流的过程其实很短暂，就是那在门诊诊室的十几分钟对视或者在患者住院期间病房里的几天时间。我们之前都是陌生人，对彼此的过去背景几乎没有了解，但在医院的短暂时间里，却要求医生对病人有最透彻的了解，而这个了解过程全部依赖于倾听与交谈。

记得那部很流行的描写医院故事的美国电视剧集中有这样一段话："医生是最特殊的职业，他们可以知道病人的疾病历史，知道病人的性接触史，知道病人家里发生的一些事，其中很多甚至是患者的家属及最亲密的人都不知道的秘密……"不错，似乎病人在医生面前是不应该有秘密的，这不仅限于身体健康方面，有时候一些过去史，生活史对疾病的诊疗过程都有很重要的作用，因此，作为医生，都希望病人能足够坦诚，透明的面对自己，以便搜集尽可能多的信息，而且很多医生把这件事想得太过自然，认为病人就理所当然全盘托出。而作为病人，虽然他们大多数人也对医生有着特殊的信任，会把很多信息毫无保留的摆在你面前，但当他们来到医院，面对医生，却用永远也摆脱不了一种莫名的恐惧。正因为此，在这个交流的过程中，倾听，对于医生来说，就是一项更加重要的本领。我们不仅要听得懂病人传达给你的信息，更要懂得筛除不重要的信息，同时还要在倾听的过程中传达信任，同情以及帮助的情绪。真正有效的倾听，不仅能够消除病人对医生的陌生和恐惧感，建立良好的医患沟通，也能为医生自己提供详尽的病史资料。

二、"倾听两分钟"——现代社会中倾听所占比例

现代社会我们每天被各式各样的信息充斥着，我们在无时无刻倾听。倾听的重要性在于它是保证沟通的重要手段，是一切沟通的基础。它在我们的生活工作中至少起到以下几方面的作用下：①可以获得真实有效的信息；②我们认真的倾听会让对方觉得我们非常重视他们的需求，并且在努力满足他们的需求，即使有时我们做不到，也会让对方感觉到我们是真情实意在帮他们的；③在倾听时，

我们的头脑可以有时间做出思考，根据收集到的信息做出最佳的选择和解决问题的方法。但是，究竟有效的倾听在我们生活中占了多少比例呢？

瑞士的研究人员曾就病人在医院就诊时，医生与患者之间交谈、倾听的时间做过统计，他们认为，医生应该安静地倾听患者讲述病情，不要打断他们。巴塞尔大学医院的沃尔夫－兰格维茨医生认为，大多数患者能在不到两分钟的时间内说明自己的病情，很多人还会更快。而美国的研究表明医生通常在（患者开始讲述之后）大约22秒时就开始说话。兰格维茨在发表于《英国医学杂志》的报告中说："医生应该耐心倾听，直到患者表示他或她已经讲清楚所有病况为止，不用担心患者的喋喋不休会令他们无所适从。"兰格维茨和同事用秒表暗中测算患者讲完病情所用的时间，发现他们平均要用92秒，尽管老年患者所花的时间通常要多一些。兰格维茨补充道："就算医疗业务因时间限制和财政压力而格外繁忙，两分钟的倾听时间也应该抽得出来，而这对将近80%的患者来说已经足够了。"另有英国学者曾报道，综合医院中约82.5%的病人可以通过详细询问病史做出诊断，而需要体格检查或实验室检查帮助诊断的各占8.75%。而世界卫生组织（WHO）做过的1项调查发现，临床上病人在诉说症状时，平均在19秒钟之后就被医生打断。

由此可见，医患双方的信任与合作，以及医师的耐心倾听是临床诊疗的基础。而且，良好的医患关系具有积极的心理支持和社会支持的功效，有助于药物治疗和其他治疗方案的贯彻。世界医学教育联合会《福冈宣言》指出："所有医生必须学会交流和人际关系的技能，缺少共鸣（同情）应该看作与技术不够一样，是无能力的表现"。随着医疗科技的发展，医学正日益变成一个复杂的、依赖器械设备、按患病器官划分的专业性科学。医师所关心的是病人的某个器官的病理过程，即疾病本身而不是患病的人。临床分科越来越细，技术越来越先进，这当然是好事，但是也造成了病人到医院治疗，医师只是从学术的角度来审视病人，医疗的过程被"物化"。虽然"物化"的结果在一定的程度上提高了医疗质量，但也拉开了医师与病人之间的距离，疏远了医患关系。近20余年来循证医学的出现提倡以病人为中心，强调在证据、医生技能和病人价值三者必不可少的基础上，遵循当前最好的研究证据来指导临床实践，更好地为病人服务，尤其是以病人为中心得到的临床证据，并要主动和病人沟通，让病人参与到诊治过程中来。只有这样，才有可能有效地减少和预防医患矛盾的产生。

所有医学生在学习诊断学的最开始就知道：问诊是医生诊断中最为关键的一个环节。他们通过与病人交谈（更重要的是聆听病人的倾诉），与病人进行沟通。虽然你可能意识不到它的重要性，但倾听和交谈确实是医生获取信息的最重要手段。多年来，医疗技术的发展使医生可以使用的医疗设备越来越多。然而，这些仪器却在病人和医生之间竖起了一道无形的屏障。医生们往往完全依赖仪器，所作的诊断全凭仪器检查的结果，而不是根据鲜活真实的客观事实。这样的诊断当然很难引导正确有效的治疗。

问诊及人文沟通在医疗行为中所占的比例日益减少，使得医生倾听患者的比例大为下降，这成为现今医患沟通中存在最主要及最迫切需要解决的问题。

1977 年 Engel G. L. 在《科学》杂志上发表的《需要一种新的医学模式——对生物医学的挑战》一文，首次提出了生物 - 心理 - 社会医学模式，并对此作了强有力的分析和说明。即生物医学模式需要向综合的生物—心理—社会医学模式转变，这种转变并不否定疾病的生物学本质，而是提倡为了全面了解病人和为病人提供真正合理的医疗保健服务。简而言之，强调看病“人”和治病“人”，而非简单地看“病”或治“病”。因此，提高医务人员的心理素养是保证医疗质量的重要条件，这应成为医务人员提高全面素质的必要组成部分。医务人员健康的心理素质具体体现在合理的认知、良好的情绪和适应的行为等三个方面：合理的认知、良好的情绪、适应的行为。而在改善医生沟通技巧的方法中，首先被提及的就是“耐心倾听”。

三、如何充分发挥

最后谈到如何倾听的问题，也就是掌握倾听的技巧。

倾听是对他人、语词表达的一种反应方式，增强对他人的情感、心理体验的理解的一种手段。有不少心理学家认为，倾听是帮助治疗者了解患者内心世界，与患者形成良好的互动关系的重要因倾听者是非诊断性的和非评价性的，倾听的目的是要进入他人的知觉世界，而不是把他人嵌入自己的知觉世界。

素。一个“倾”字，包含着“专心”与“主动”的含义，它是一种心（神）、身、眼、耳的统整活动。因此，“倾听”包括了“听”，以及敏锐地寻找声音中的隐含线索，观察当事人肢体的动作与评估当事人说话内容的前后关联性。

倾听包括建立起一系列面向倾听对象的态度，其目的在于使当事人愿意畅所欲言并且产生一种“被理解、被接纳”的感觉。因此要求倾听者首先在思想上具有一种“接纳”的意识，能够充分相信倾听对象对有关情境进行评价、分析和决策的诉说。在倾诉过程中，听者不必急切地提出劝告，告诉倾听对象应该做什么，如何看待事物等等。正如罗杰斯所指出的；倾听者是非诊断性的和非评价性的，倾听的目的是要进入他人的知觉世界，而不是把他人嵌入自己的知觉世界。

与倾听有关的一个概念是期待，期待是指在倾听过程中，你的情感、思想将主宰解决问题的方式、思维程序、治疗节奏、如何建立反应以及如何减少冲突。正如格德林指出的，倾听本身比直接建议有效的多。然而此时，达到有效的倾听就显得尤为重要。

保证倾听的有效性，首先要排除倾听过程中的干扰或障碍。首先，要尽可能地排除那些影响你倾听效果的障碍。我们每个人都会遇到这些障碍。比如你太忙于考虑你的下一个回应，因而没听明白对方在说什么；比如对方谈到的事情把你的思路岔开了；比如你认为自己知道对方要说什么，所以停止了倾听；再比如你过于全神贯注地思考你有多少不同的意见以至于不能正确地倾听；又或者只是你感到无聊。这些都会成你倾听的障碍，那如何尽可能的去除他们的影响呢？有些能力不是天生就有的，倾听也是一样。有研究表明，通常人真正完整倾听到的只有1/4左右的内容，而在其他3/4的时间里，我们会忽视、遗忘、误解、歪曲传入我们耳朵中的话语。因此你应当学会如何“聚精会神”，练习不受环境干扰影响。另外还应避免情感过滤即掺杂个人情感的倾听和思维遨游，后者的训练需要在反复的倾听过程中不断提高。

倾听还包括把握一种互动的机会，即体验他人解决问题的能力，认同他人克服人际困难的方式，建立自尊心，分辨复杂的个人忧虑和动机等等。而评价、诊断、劝告等常用的态度，对倾听则具有相反的作用，它们会阻碍倾听过程的继续。

格德林进一步指出，倾听者能帮助他人按照他自己的复杂经验来形成一种能够促进变化过程的态度。怀着理解和同情的交往是一件表示谈话双方亲密关系的事情，听说者会体验到一种安详、一种对冷漠情感的深切容忍，体验到一种关怀的、接纳的态度，即宽容地接受他目前所体验到的情感和思想。倾听正是使这种体验成为现实的重要手段。

这就要求在倾听的过程中做到主动倾听。正如很多研究都将倾听的技术大致分为听的技巧和反应的技巧。而在谈到倾听技巧时，则需将其在放在医患沟通的具体问题上探讨。

现今在我国医疗行业，实现有效的医患沟通主要存在着医生表达能力欠缺、医患交流时间过短及缺乏沟通意愿等障碍。医生和病人的关系都是通过有效的沟通建立起来的。在这种情景下，无论是语言沟通还是非语言沟通都构成了医疗实践的根本特征。尽管互相沟通必然包含着关于诊断和治疗选择方案的信息共享，但其中还包含着病人向医生所寻求某种心理上或情感上的“联系”。因此，医生一定要仔细倾听病人的想法，对他加以关心和安慰。

在我国医学传统中，作为专业人士，医生在医患关系中往往处于主动和支配性的地位。由于医患之间信息的严重不对称以及医疗内的家长式作风，使得病人被看作被动的接受者，无法参与到治疗过程中。随着现代社会及医疗观念的发展，病人的自主性，包括病人对病情的知情权利，参与治疗方案的决定等受到越来越多的关注和尊重。而要实现良好的医患沟通，不仅仅依赖于医生个人的个性和人际交往能力，而且要通过教育和训练得到提高。然而，我国医学教育在很大程度上是以专业训练为核心，极少医学院校向临床专业的学生传授他们在未来执业生涯中必备的另一项能力，即与病人沟通的能力。而在临床医疗实践中，医生每日疲于看大量的病人，根本无暇顾及到有效沟通，遑论对自身沟通能力的提高等等。这种情况不仅成为目前日益增多的医患纠纷的关键点，也从根本上忽视了病人在医疗过程中的参与程度，降低了病人的满意度。因此，每一个医生和医学生都应该从最基本的交流方法－倾听学起，提高医患沟通的技能。

首先谈谈倾听的原则：

1. 适应讲话者的风格，附和和模仿对方的风格。

2. 眼耳并用　除了用耳听，还要留心捕捉脸部表情，洞察眼睛的变化，感知对方的心理和情绪变化，及时调整。

3. 理解他人，肯定他人　想要寻求对方的支持，首先是要肯定对方是对我们有帮助的，并要从对方的角度思考问题。

4. 鼓励他人表达自己　只有不断的鼓励对方说，我们才能听到更多对自己有用的信息。

5. 倾听全部信息，不要只听自己关心和感兴趣的信息。

6. 表现出有兴趣倾听　表现出我们的兴趣，表明我们对对方是关注和寻求支持的，有利于对方更好的说，并能将话题维持。

7. 反复思考　听就要用脑听，在听的过程中，要学会思考。从而才能获得更多有效信息，最终和对方达成一致，并共同实施。

明确了倾听的原则以后，要想达到有效的倾听，还应学会一些基本的倾听的技术。

倾听技术包涵两个部分，即听的技巧和反应技巧。在听取患者叙述时，一般应该使用开放性问题，如“能介绍一下刚发病时的情况吗?”、“能谈谈后来你的感受吗?”等。通过启发患者，尽可能地收集患者生理、心理、精神、社会文化等多层面的健康资料，以制定诊疗计划并同时建立和发展良好的医患关系。如果面对患者滔滔不绝的赘述，则可以适当使用封闭式的提问，以便控制谈话的方向、节奏、时间等。如：“当时你的感觉是心慌还是腹痛?”等。但过多的封闭式提问容易造成患者抵触情绪和防卫心理，应该谨慎使用。倾听时应以启发患者自我表述为主，避免过多提问以免适得其反。

倾听的反应技巧是倾听技术的重要组成部分。倾听后正确的反应能促进与患者的沟通。反应技巧分为言语反应和非言语反应。

言语技巧包括鼓励，对重要语句进行复述。对模糊不清的事实和感觉进行具体化，甚至对前后不一的事实进行对质等。在使用言语技巧时医护人员应该表情专注、亲切和蔼，注意语速、语调、语气等细节，避免词不达意。

非言语技巧是以人体语言（非语言行为）作为载体，即通过人的目光、表情、动作和空间距离等来进行人与人之间的信息交往。实际上，在日常交流中，人们所采用的沟通方式大约有60～70%是非语言沟通方式。有人认为，通常情况下，非语言沟通方式比语言性沟通方式更有效，至少是和语言性沟通方式具有相同的效果。

非言语技巧涉及仪表和身体的外观、身体的姿势和步态、面部表情、目光的接触及触摸等。其中以面部表情和目光接触对患者影响最大。通常面部表情是沟通中最丰富的源泉，它是一种共同的语言。精神学家发现，不同国家、不同文化，人们的面部所表达的感受和态度是相似的。面部表情可以表示一个人的真正情绪，也可以与实际情绪相矛盾，有时也可以掩饰某种情绪，因此面部表情也是最难解释的。当面部表情不能够表现清楚的信息时，语言性反馈可以帮助寻找信息发出者想要表达的思想。此外，患者也会时常仔细观察医生的面部表情，特别是当他们想寻求帮助时。因此，医生应意识到自己展示在患者面前的表情，并尽可能地去控制一些会给患者造成伤害的非语言表情，如不喜欢、厌恶和敌意等。目光的接触通常是希望交流的信号，表示尊重对方并愿意去听对方的讲述。此外，通过目光的接触，医生还可以密切观察患者的非语言表示。目光接触的水平也影响沟通的效果，最理想的情况是：医生坐在患者的对面并保持眼睛和患者的眼睛在同一水平，这样既可以体现医患间的平等关系，同时也能表示出医生对患者的尊重。

综上所述，倾听技术是一套完整的和不断发展的心理学技术。它本身涉及了心理学的诸多方面，正确使用能对不断改进护患沟通，建立良好医患关系和改善临床医疗工作大有裨益。

思考题：

1. 教室里老师正在讲课，作为学生，如何在听课的过程中让老师了解你是否听得专心，是否已经掌握他所讲的内容呢？

2. 内科门诊，医生采集完病史，也从未抬头看过病人一眼，便开出了检查。事后，病人反映，该医生缺乏责任心。为什么病人有这种反应，这名医生的问题出在哪里？

3. 病房里，某些病人常会拉住实习医师讲个不停，讲述与病情相关或不相关的情况，这种情景应该如何处理较好？

是开启智慧之门的钥匙，更是通向真理大殿的捷径，精确而又简洁的提问对于诊疗行为有着十分重要的意义。

第二节 欲识琴中趣，还劳弦上音——提问的技巧

医疗行为是交流的艺术，而语言是交流的基础。我们有闻弦歌而知雅意的默契，有隔墙猜物、见微知著的睿智，还有悬丝诊脉的含蓄与矜持，但是再神乎其技的医术也离不开患者主诉医生问诊的最基本模式。问是开启智慧之门的钥匙，更是通向真理大殿的捷径，精确而又简洁的提问对于诊疗行为有着十分重要的意义。

一、提问的目的

所谓的提问，是一种把不懂的事情弄懂的能动性行为。它与万学之基——哲学的出发点是相同的。也可以这么说，正是这种为了把不清楚的事情弄明白、推动人们向对方发出“提问”的力量构筑了我们现存的文明。

中医讲究的望、闻、问、切四种诊疗手段，在医疗领域同样适用——医生必须掌握察言观色的技巧，同时还必须学会根据具体的环境特点和患者的不同特点进行有效的提问。问诊是医师通过对患者或有关人员的系统询问而获取病史资料的过程，又称为病史采集。通过问诊医生可以了解疾病的发生、发展、诊病经过、既往健康及患病情况等，对现在疾病的诊断有很重要的意义，尤其是对某些疾病的早期，患者尚无病理形态改变时先出现症状，有利于早期诊断疾病。

具体来说，向患者进行有效的提问，有以下诸多好处：

（一）有利于把握患者的全部病情　通过恰当的提问，医生可以从患者那里了解更充分的信息，从而不仅对患者的病情有了深刻了解，更对其实际需求有了更准确的把握。

（二）有利于保持良好的医患关系　当医生针对患者需求提出问题时，患者会感到自己是对方注意的中心，他（她）会在感到受关注、被尊重的同时更积极地参与到谈话中来。这样，一种和谐融洽的医患沟通氛围就自然而然的建立起来了。患者对医生的信任为以后诊疗过程的开展打好了基础。

（三）有利于掌控问诊进程　主动发出提问可以使医生更好地

控制问诊的细节以及与患者进行沟通的总体方向。那些经验丰富的老医生总是能够利用针对性很强的提问来逐步得到自己想要的答案，并且还可以通过巧妙的提问来获得继续与患者保持友好关系的机会。

（四）有利于减少与患者之间的误会　在与患者沟通的过程中，很多医生都经常遇到误解患者表达意思的问题，不管造成这种问题的原因是什么，最终都会对整个沟通进程造成非常不利的影响，而有效的提问则可以尽可能地减少这种问题的发生。

所以，当一个医生对患者要表达的意思或者某种行为意图不甚理解时，最好不要自作聪明地进行猜测和假设，而应该根据实际情况进行提问，弄清其真正要表达的意思，然后根据具体情况采取合适的方式进行处理。

作为医生，从对病人的提问中，我们可以获得更详尽准确的疾病信息，有利于诊断和治疗的过程，还可以建立医患之间和谐融洽的交流氛围，有利于医疗活动的顺利开展。另一方面，医生还可以在不断的提问中也可以达到提高自身的目的，因为提问的过程是一个训练思维的很好契机，交流技巧谁都不是天生就会的，后天的培养才是关键。

二、如何达到提问的目的

医生对病人的提问，几乎等同于问诊，问诊是医生必备的基本技能同时也是与患者沟通的基本形式。问诊就是询问疾病发展过程、患者的主要症状、痛苦，这完全依靠医生的提问和患者的回答得以实现，医生的提问要求具备细致、准确、科学和目的性等特点，以使医患沟通达到明确了解病情、准确诊断病情的效果。

问诊的方法与技巧：

接触病人时从礼节性交谈开始，医生先作自我介绍，语言亲切和蔼、友善，缩短医患之间的距离，使问诊能顺利进行；问诊一般从主诉开始，逐渐深入有目的、有层次、有顺序的进行询问，如先问："你哪里不舒服?"、"你这症状有多长时间（有多久)?"避免暗示性提问和逼问，暗示性提问是一种能为患者提供带倾向性的特定答案的提问方式，很易使患者为满足医生而随声附和，如"你的胸痛放射到左手吗?"，恰当的提问应是"你除胸痛外还有什么地方痛吗?”避免重复提问，提问时要注意系统性、目的性和必要性，以及要全神贯注的倾听病人的回答；问诊时医生语言要通俗，避免使用特定意义的医学术语，如隐血、心绞痛、里急后重，尿频尿急等；及时核定患者陈述中的不确切或有疑问的情况，如病情与时间，某些症状与检查结果等，提高病史的真实性。

当然，以上提到的方法都是学习问诊时老师和书本上教给我们的基本方法，但仍然有很多医生很难掌握有效提问的技巧。其实，提问的技巧并不仅仅取决于医生的临床经验多少和对专业知识的掌握程度上，提问是一种沟通技巧，它渗透在生活和其他职业中，学会如何提问，甚至可以说是一种生活技巧，但是同时它也是一个需要学习的过程。下面我们可以按照提问的不同形式分别进行讨论。

（一）开放式问题　这类问题被一些专家认为是最有用的沟通技巧之一。开放式问题常常运用包括“什么”、“怎么”、“为什么”等词在内的语句发问。让患者对有关的问题、事件给予较为详细的反应，而不是仅仅以“是”或“不是”等几个简单的词来回答。这样的问题是引起对方话题的一种方式，使对方能更多地讲出有关情况、想法、情绪等。在这类问题中，每一种问题都可能引出对方的较为特殊的反应，使医者得到想要了解的有关资料。比如“你能不能告诉我最近有哪些不舒服?”通过这类问题的提问，实际上医生非常可能获得对病人相应问题的一般性了解，而且也能获得与各个问题有关的具体事实的掌握以及了解病人的反应并及时做出相应反馈。

（二）封闭式问题　这类问题的特征就是可以以“是”或者“不是”，“有”或者“没有”，“对”或者“不对”等一两个字给予回答。比如“现在最困烦扰你的就是间断的下腹痛，是吗?”，“最近症状是加重了吗?”等问题就是所谓的封闭式问题。这类问题在会谈中具有收集信息、澄清事实、缩小讨论范围、使会谈能集中探讨某些特定问题等功效。同时，封闭式问题也可帮助医生把患者偏离某主要问题的话头牵引回正题上。譬如：“我们还接着讨论刚才的病情，好吗?”这是一个很好的打断对方并且取得提问主动权的方法。

不过医生对封闭式问题的采用要适当。所谓适当就是不要过多地采用这类问题而仅在必要时应用。因为患者前来治疗时，总是带有希望别人分担自己的问题、理解自己的情感等愿望，而医患之间的会谈恰恰是他得以表达自己的一个时机。因为没有人愿意自己在谈话中总处于被动回答的地位，所以封闭式问题的采用如果超过一定的限度，就有可能对治疗关系产生破坏性影响。

（三）鼓励和重复语句　鼓励是指对来访者所说的话的简短的重复或仅以某些词语如“嗯”，“噢”，“是这样”或“后来呢?”来鼓励对方进一步讲下去或强调对方所讲的某部分内容。这是最简单的技巧之一，可能因其简单，所以常常被认为是细枝末节而予以忽视。然而正是这一简单的技巧，使医生得以与患者建立更加稳固的信任关系，并且被研究者们认为是成功的医者所具有的一个特征。这是因为鼓励是一种积极的方式，它能使来访者了解到医生在认真地听他讲话，并希望他继续讲下去，有与他交流的愿望。

以重复语句作为鼓励对方的一种反应，是一种很有效力的反应方式，这可以表明医生对患者所说的话中关键词语的注意。通过这样的鼓励，可引导患者的谈话向某一方向的纵深部位进行。

不同的鼓励可能会使谈话转入不同的话题，而不同的话题可能给后序的治疗提供了不同的信息。通过鼓励，可以促使对方对这一问题再予以更为详细的说明。可以这样说，每一个哪怕是最简短的鼓励都可以看作是对患者的一种强化，这种强化会影响到患者进一步谈话的内容。鼓励或重复看上去极简单，但它对患者的影响却是不容忽视的。

（四）说明语句　这就是对患者在谈话中所讲的主要内容及其实质进行复述，简而言之就是对其谈话进行实质性的说明。医生可以用自己的词汇对患者的话进行复述，但要注意尽量采用通俗易懂的语句，而且尽量避免使用某些敏感性的词汇，同时适当运用一些患者自己用过的词汇来评述病情也能给病人带来一种亲切感，同时传达给患者一个信息：我一直跟随你的讲述内容。说明语句可以帮助医生检查其对来访者的问题的理解程度，也可以把一些分散讲出的信息联系起来，帮助自己整理思路。医生的说明语句也给了患者以重新解释的机会，治疗者对问题本质的说明及对关键的观点的重复，对于某些需要对一些困难的问题作出选择的患者可能更为有益。

倾听和提问是医患沟通中的两个基本要素，它们就像硬币的两个表面一样，具有相同的地位。

三、提问和倾听的关系

从上面的讨论不难看出，倾听和提问是医患沟通中的两个基本要素，它们就像硬币的两个表面一样，具有相同的地位。必须要同时掌握好倾听和提问的技巧才能在与患者交流中达到有效沟通。而且，其实两者是一个统一的整体，无法割裂开来。

在实践中，倾听意味着学会沉默，学会贯注，学会设身处地地去体验病人的内心感受并做出富于同感的反应。同时，倾听不是要医生放弃个人的想法，而是要让他学会兼容并蓄，学会从他人的角度思考问题，并在保持清醒思考的同时，接受他人的信念与价值观，以能够更好地体验其感受，把握其思路，做出由衷的同感反应。但是，倾听决不是被动的、消极的活动，而是主动的、积极的活动，它使人学会用心去听人讲话。可以说，整个与病人交流的学习过程也是倾听的学习过程。这也就是我们在倾听中特别强调了主动倾听的概念，也就是说，倾听并不是单纯的听，还包含了在听到患者给你的信息以后的反馈过程。换句话说就是，倾听必须与提问等语言手段相配合。这就要求我们具有主动精神和熟练的语言技巧，及时作出反应。而提问不仅仅是配合倾听的一种辅助形式，它更是一种独立有效的交流手段，但提问的有效性，又很大程度上与倾听有关系。倾听是基础，提问则可以不断巩固倾听的信息，给患者很好的反馈，使得医生与患者之间的交流真正达到有效的沟通。这一点在心理医生与病人的交流中体现的更为明显，很多心理医生都指出，在心理治疗的会谈中，所谓“倾听”对方的谈话不仅仅是听听而已，治疗者还要借助言语的引导，真正“听”出对方所讲述的事实、所体验的情感、所持有的观念等。这种特殊的引导或说治疗者的这类话语的采用，就是他们所探讨的倾听技巧。在平时的临床工作中道理也是一样的，唯有将倾听和提问的技巧同时掌握，才能收到良好的效应。

另外，倾听和提问还存在类似的技巧，正如上面在倾听的讨论中提到的一样，对于医生，倾听和提问都应该在运用语言手段交流的同时，注意自己身体语汇的运用，如专注于对方的神情，倾听的姿式以及点头示意等。专注的神情和倾听的姿式对对方的谈话也是一种无声的鼓励，同时也是使双方的交流获得良好效果的保证。身体语言是倾听与提问都需要的交流方法。

最后，笔者还想提出的是，像倾听和提问这样的沟通技巧并不是一个天生就会的本领，它们更重要的是依靠后天不断的培养。在美国多数医学院报道他们在课程中进行了沟通技能的教学。通过使用以技能为基础的教学方法可以明显提高整体沟通技能。而对于我国的医生特别是医学生来说，关于沟通技巧的课程几乎是没有的。我们都知道，卫生保健提供者和病人之间的有效沟通可以提高病人和医务人员的满意度，降低医疗差错的诉讼风险。因此，加强我国这方面技能的培训力度实在很有必要。2004 年，国家医学考试委员会（NBME）要求在临床技能考试时要进行沟通能力的评估。沟通能力是毕业后医学教育认定委员会（ACGME）要求的 6 项基本技能之一。2004 年医学研究所的报告将基本沟通技能和复杂沟通技能作为医学院校中最优先的 2 门课程。本书意在用不同的方式，从各种渠道向医生和医学生渗透一些这方面的知识，以求填补我国医学教育中这部分空白。

思考题：

1. 实习医师采集病史，常出现被病人牵着鼻子走的情况，不能得到准确、有效的信息，如何从提问的角度解决这类问题？

2. 实习医生 A 采集病史，竟然花了 2 个小时，医患二人都是口干舌燥。为什么出现这种提问缺乏针对性的情况，A 应该如何改进？

3. 有经验的医生在采集病史的过程中，有时只要一两句话就可以博取患者的信任，为什么某些简单的提问便与患者产生共鸣？下级医生应该如何学习这些提问的方法？

4. 对于某些慢性病患者，因长期生病出现性情异常，出现答非所问的情况，你应如何处理？

第三节　遥知不是雪，为有暗香来 ——告知的技巧

“报喜不报忧”是“社会告知”中屡试不爽的技巧，但是医生不得不面对“报忧”远远超过“报喜”的时刻。对于医生对病人的

告知义务，是当今社会的医患沟通中诸多问题里最具争议的一个，这其中涉及了大量医学伦理学的问题，在伦理学中，告知与患者的知情同意直接相关。相应的法律也有与此相关的条款。如 2002 年 9 月 1 日起施行的《医疗事故处理条例》第十一条明文规定：“在医疗活动中，医疗机构及其医务人员应当将患者的病情、医疗措施、医疗风险等如实告知患者，及时解答其咨询；但是，应避免对患者产生不利后果”；第五十六条的罚则规定：“有未如实告知患者病情、医疗措施和医疗风险的情形，由卫生行政部门责令改正，情节严重的，对负有责任的主管人员和其他直接责任人员依法给予行政处分或者纪律处分”。

正如我们看见的，“如实告知”义务已被明确写入法律条例里面，过去医生常用的“善意的白色谎言”被立例禁止，患者的“知情权”得到充分的尊重。但新的问题又凸现出来，病人特别是绝症患者是否每个人都有直面生死的勇气？当病人家属提出只是想给病重的老人留一些空间，让他们安然的面对最后时光，医生应该如何权衡？面对精神病患者、传染性疾病患者的隐私，医生应该如何告知那些可能面临危险的人们？

这样的案例也屡见不鲜，比如 2005 年发生在上海的案例：原告陈某到被告上海某医院就诊，诊断结论为：左眼复发性结膜囊肿（术后复发），需手术摘除，原告遂在被告医院进行左眼脂肪瘤摘除术，出院后原告感到左眼上睑下垂，不能睁眼，遂再次至被告医院就诊，并行左眼上睑下垂矫正术，原告左眼仍然只能微睁，功能受限。随后，原告至华山医院就诊，被告知其左上睑下垂系提上睑肌损伤所致。一审法院审理后根据鉴定部门出具的鉴定结论不能证明被告医院在手术过程中具有过错，故认为原告要求被告医院承担赔偿责任的要求难以支持。判决后，原告不服，上诉至上海市第一中级人民法院。二审法院另查明，被告医院在为原告施行左眼脂肪瘤摘除术前，未明确将术后可能产生提上睑肌断裂的并发症告知原告，此节事实由被告医院在术前与患者家属陈某的谈话笔录佐证；二审法院又根据原告单位出具的工资证明材料佐证，最后判处被告医院于赔偿原告医疗费、误工费、残疾者生活补助费、车旅费、精神损失费共计人民币 62 388.47 元。

本案例是一起在我国医疗纠纷诉讼史上具有重要意义的案件。

在本案的审理过程中，二审法院并未就事论事，而是根据我国有关的法律规定，认真地听取了原告提出的事实和理由，并就本案涉及的患者知情权保护等法律问题召开了有民法学家参加的专家讨论会，进行了大量的理论研究工作。在本案的判决中，法官就患者是否享有知情权、医生未履行告知义务是否属于医疗过错、侵权行为构成要件及责任承担等法律问题进行了分析，而最终判决也是基于此做出的。这不禁给所有医生和医院敲响了警钟，如何正确运用医生的告知手段，成为现今医疗工作中很大一项挑战。

但是，到目前为止，我国还没有就“告知”这一事项形成一个比较完善的制度。比如在什么情况下，医生应当告知病人什么样的病情内容，什么时候有必要隐瞒，什么时候该将病情直接告知患者。这类规定对于规范医生工作和调整医患关都是十分必要的。但在等待成文法规出台之前，作为医生，除了了解告知的必要性和重要性之外，还要更多关注于告知的技巧。本书将就此进行一些简单介绍。

一、告知常用技巧

（一）抓住合适的时机和场合　在恰当的时机、恰当的场合说恰当的话，这一句是放之四海而皆准的真理。告知患者或患者家属重要信息时，需注意其隐私性如何，是否有必要单独交流等。曾经在很久以前，艾滋病在我国尚属“凤毛麟角”而大家对艾滋病患者的敌视还较强时，感染科病房发现了一例 HIV 病毒携带者。然后实习医生很感兴趣，就去追问病史，第一句话就是“你什么时候出去乱搞女人的?”，而且还有其他病人在场，其结果可想而知。但是主治医生却非常尊重他的隐私，将病人单独约至办公室谈话，取得了病人的理解和信任，询问清楚了冶游史，并且了解了其他需要接受检查的候选 HIV 携带者。这就是一样话百样说，效果相去甚远。

（二）“报喜”要留有余地　虽然在临床工作中“报喜”的可能性远远小于“报忧”，但是如果处理不当，一样可以产生很不愉快的效果。“报喜”时一般要留有余地，因为临床情况及其复杂，说“根据化验结果，你的病情不太符合恶性肿瘤的可能”和说“这不可能是肿瘤”所承担的风险是不一样的。

（三）“报忧”时勿忘安慰　良言一句三冬暖。当你看到了恶性的病理结果，当你诊断了无法治疗的顽疾，当你准备宣布临床死亡的时候，一定要想一想将噩耗告知家属或患者时该说一些什么话语来安慰他们，这一点至关重要。而需要注意的是千万不要说推卸责任的话，那样容易激起患者不满情绪。

（四）换位思考　这一点应该无论在“报喜”还是“报忧”中都应该贯彻的。当你向患者或家属交代病情时，首先想一想他们听到消息后的反应，那时候最需要什么，这是一件较容易避免医疗纠纷的手段。这样也能够较好的避免生硬的话语给本来脆弱的心灵以雪上加霜的打击。有时候，换个角度思考病人的感受后，合适的告知语言也就是你的自然流露了。

二、需要告知的具体情况和应对策略

作为医生，平时面对的情境总结起来不外乎“生、老、病、死”这四种，这些消息或喜或悲，当时患者的心境也不尽相同，因此运用“告知”技巧时也需随境变通。

（一）生　当一个新的生命刮刮坠地时，想必所有在场者都会比较兴奋。此时一般医生都会“报喜”：您家的公子/千金重 6 斤半！但是，仍然要注意尽量不可把话说得太满，描述体重时，“正常”是常用语汇，而“好极了”则需出言谨慎。另外，也有个别时候需要小心，两性畸形的患儿在出生时就常常能看出，交代时要十分注意措辞。

（二）老　当一个人听说他衰老时，没有人会好受。当你拿到严重骨质疏松的检查结果，你一定要想一想如何向患者交代。首先，要交代这并非很理想的结果；其次，要告知如此严重骨质疏松而未骨折也属运气很好，但今后要注意生活方式。第三，目前是有治疗手段的，一定要正规治疗，亡羊补牢，尤未为晚。

（三）病　医务工作者接触最多的还是病人，告知病的任务无时不在。做手术前，要谈话告知意义和风险，告知的义务使得医院竭力将可能遇到的情况全盘托出，唯恐落掉了哪项危险，成为日后纠纷的“把柄”，但是也造成了夸大手术风险性、加重病人心理负担等后果。此时，作为医生应该耐心的给患者解释手术具体的风险，以及发生几率等，使患者既对手术有了充分的了解，行使了自己的知情权，又避免了无谓的紧张。另外，对于术后要判断肿瘤良恶性，要告知诊断和预后；病愈恢复病人可以出院时，要告知出院告知是一门技术更是一门艺术，每一位医务工作者在掌握原则以后，都必须在实践中不断摸索、提高。

的注意事项。这些时刻，“如临深渊，如履薄冰”，张孝骞的名言永远成立。

（四）死　死亡是每个人不可避免的归宿。人死不能复生，自然不用向患者交代了；但是对于家属，这是个莫大的噩耗。所以，要做到换位思考，在告知以后不忘及时安慰病人家属（安慰技巧可见下一节），提醒他们作为生者的责任，也可适度缓解亲人离去带来的巨大悲恸。

告知是一门技术更是一门艺术，每一位医务工作者在掌握原则以后，都必须在实践中不断摸索、提高。

思考与练习

1. 面对癌症等慢性消耗性病人死亡和车祸等突发死亡，医生在向家属交待患者死亡的过程中，有什么不同之处？如何争取患者家属的最大理解？

2. 医疗风险是整个医疗中不可避免的问题，所以有时会出现术前谈话结束，手术风险告知后，患者拒绝手术的情况。那么，如何合理、准确地分析手术利弊，帮助病人做出正确决定？

3. 某医生对恶性肿瘤手术切除术后的病人说：“别大意，它还会长出来的”。这句话有什么不妥，可能造成什么麻烦？

第四节　人生不失意，焉能暴己知
——安慰的技巧

人生的生老病死，是我们无论如何也逃避不了的东西。面对一名精神紧张，草木皆兵的年轻患者，面对一个重病难愈，意志消沉的老人，面对一位伤心欲绝，泣不成声的母亲，我们能做什么？我们该如何压制自我内心的不安和疑问，耐心聆听，安抚他的苦痛和焦虑？

对许多人而言，目击别人的伤痛，是件煎熬的事情，而医生由于其在医患关系中的特殊地位，对于患者及其家属的精神支持更是极为重要的。但人的趋吉避凶本能，会使我们想快速解决它，然后医生对于患者的权威性，使得医生的言语、建议、安慰相比于患者的亲朋好友更有说服力，更有效果，因此需要我们以更为积极的态度将心比心、设身处地的对谈，给出合理有效的建议，让患者获得适度的精神缓解。

获得解脱，有人沉默是金，担心言多必失，给患者留下冷漠的白色背影；有的人言不由衷，虽滔滔不绝，但均属隔靴搔痒，于事无补；更有人几句无心戏言，却使患者心绪雪上加霜，为医患关系带来不必要的波折。因此正确地安慰患者及其家属，是医患沟通的重要内容，更是诊疗任务的重要组成。

患者在心灵脆弱的时候需要的是怎样的一个安慰者？大多数时候，一颗沮丧的心需要的是温柔聆听的耳朵，而非逻辑敏锐、条理分明的脑袋。我们用自己的耳朵和心去听对方的声音，要给对方空间，让他能够自由地尽情地表达自己的感受，对于患者或其家属而言，被听、被懂、被认可，是最需要的安慰。同时医生又有着自己的角色，医生对于患者的权威性，使得医生的言语、建议、安慰相比于患者的亲朋好友更有说服力，更有效果，因此需要我们以更为积极的态度将心比心、设身处地的对谈，给出合理有效的建议，让患者获得适度的精神缓解。

一、倾听他的苦恼

一位满心欢喜要当妈妈的患者却不慎流产了，有的医生说："不关我们的事，我们已经尽力了。"这种急于推卸责任的语言，只会让患者感到冷漠与愤怒；也有人说："别担心你还年轻以后还会再有的。"这只会把患者一个人推向难过的深渊；还有的则说："我很难过，你一定在它身上倾注了很多的爱心，真不知道你是怎么勇敢地熬过来的，可以让我为你分担吗？"在患者完成倾诉后，则可以建议她好好保重身体，鼓励她把爱倾注给另一个新的生命。

如果说倾诉会缓解焦虑，那么倾听是决定倾诉者缓解程度的关键，倾听不是保持沉默，而是仔细听对方说了什么、没说什么，以及真正的含意。我们要用我们的眼、耳和心去听对方的声音，同时不急着立刻知道事情的前因后果。我们要根据对方的心理活动，给予最贴心的抚慰，我们必须愿意把自己的"内在对话"暂抛一边。所谓的"内在对话"，是指倾听的同时，在脑海中不自觉进行的对话，包括动脑筋想着该说什么、如何响应对方的话，或盘算着接下来的话题。一个好的倾听者不会急于发表自己的意见，出主意，或者发问，我们需要的是静静地真诚地去关注对方，让他尽情宣泄他的苦恼。

二、合理的停顿

一位年轻而焦虑的患者，面临巨大的生活压力，近期自觉消瘦，高度怀疑自己罹患肿瘤，时日无多，医生在谨慎严密地进行完问诊、查体后，觉得肿瘤之说纯属无稽之谈，那我们该说什么？

一段正常的对话，交谈双方总是有时说，有时停；当听到自己内心响起“我不懂……”时，就应该停顿下来问对方：我是否错过什么细节了？这个问题是不是这样子？我们必须提醒自己，放慢不自觉产生的机械式反应。即便我们自认为对于患者的情况了如指掌，但我们也需要从容不迫地停顿与思考，可让我们停止下判断、停止反应，并产生好奇心。停顿就像开车时，变换排档时，所需使用的离合器：先减速到某种程度，扣上齿轮之后，才能进行有效加速。安慰的艺术，在于“在适当的时候，说适当的话”，要避免在一时冲动下，说出不该说的话。正确而适度的停顿不仅为你赢得了思考的时间，把握更丰富的细节，更让患者感到你的论断充分考虑到了他所提供的所有信息，让他感受到了充分的尊重和理解。

三、当朋友不当英雄

当你面对一位日渐病危的艾滋病患者，面对他焦急的问询，期盼的目光，有人虚伪地说：“没事，你过几天就可以出院了。”也有人不耐烦地说：“我们这不正给你治吗？”而麻省总医院的护理临床医生泰莉·弗林马奥尼则会回答：“你想告诉我什么吗？你想做什么事吗？你一定可以的，如果需要的话，你觉得我可以为你做点什么吗？”

帮别人度过难关，不等于将他们从痛苦处境中“拯救”出来。你不是他的英雄，他也不是你的奴隶。人们有权利和责任，去承受他们行为的后果及其所带来的困境。我们认同他们的痛苦，让他们去感觉痛苦，并不试着快速驱散痛苦。我们只是试着提供让他们越过“恐惧之河”的桥梁。当别人身陷苦痛时，支援他们最基本的法则是：允许对方哭泣。哭泣是人体尝试将情绪毒素排出体外的一种方式，哭泣也是疗伤的过程。所以，别急着拿面纸给对方，只要让他知道你支持他的心意就好。

对于身患绝症的患者，除了帮助排解他内心的苦楚，了解他内心的愿望外，同时应该鼓励患者保持战胜病魔的雄心，虽然康复的机会很小，但是也要让患者开朗而有尊严地度过剩余的时光，因此安慰的语言既要切合实际，还应尽可能表示乐观。

四、感同身受

面对一个刚刚经历丧子之痛，哭得揪心裂肺的母亲，不要残忍地说："这是他的命，你不要难过了。"而是要说："我很清楚你现在心里的感受。我也，有过这样的经历，我也很难过。我能帮上你什么忙吗?"

面对别人的苦痛，我们时常会想起自己的一些类似的经历，应该找到合适的时机表达——让他觉得这个痛苦，并不只"青睐"他，曾经也让你痛苦。也许说出你的那段往事，会给他一些解决的提示。对他们的遭遇感同身受，我们不仅分担对方的痛苦，也需要忍受自身的煎熬。不论面临的处境如何，善意的现身说法与安慰，可以有效的拉近医患之间的距离，让你的安慰更具亲和力，而对于自身的痛苦经历而言，也是一种授人玫瑰，手有余香的升华。

需要注意的是：我们即便有过类似经验，也无法百分百地了解别人，但我们要善用同理的心去关怀对方，而且先耐心听完别人的故事，再考虑有没有必要分享自己的故事，不要弄巧成拙，反而让患者同病相怜，悲从中来。

五、长期守候

一个长期住院，久病难愈的老人，家人因高昂的经济负担和多年的劳碌奔波一点点耗散了亲情和孝心，老人也渐渐将自己视为累赘，失去了康复的信心。这时我们应该告诉他什么?

绝大多数患者的医学知识都相对贫乏，许多人住院许久，对医生护士制定执行的诊疗计划，即使经过了充分告知，基本上还是处于一知半解的状态，被动地接受了一系列检查与治疗，对自己的病情毫无把握，而对于长期住院的病人，随着时间的推移，更是感到茫然无措。他们急切需要有人和他讨论“该怎么办？选择了这个，会有什么有的结果?”，他们迫切地需要朋友，我们应试着更多地关心对方，在平时更多地了解他的心理状态，充当对方的“共鸣箱”。

面对患者的痛苦或者焦虑，我们给予安慰时并不是告诉别人：“你应该觉得……”或是“你不应该觉得……”人们有权利保有其真正的感觉。安慰是指不要对他们下判断，不要心想他们正在受苦、需要接受帮忙；安慰是指给予他们空间去做自己、并认同自己的感觉。我们不需要透过“同意或反对”他们的选择或处理困境的方法，来表达关心。

不论身处任何状况，对自己不知该说什么而感到困窘，这是正常的。让我们想帮助的人知道我们的感觉，也是一种好的方法。甚至可以老实地说：“我不知道你的感觉，也不知道自己该说什么，但是我真的很关心你。”即使自己对这样的表达觉得可笑，还是可以让对方觉得温暖，而且让对方更快地调整好和别人沟通的状态。除了言语的表达之外，还有许多行之有效的形式。临床曾见到有护士与患者一起制作纸花分发给病房的病友，十分温馨，还有一些恰当的握手、拥抱也能给患者带来信心和勇气。

六、设身处地、主动帮忙

当我们一再地问：“有没有我可以帮忙的地方?”有时候有答案，有时候他们也不知道需要什么样的帮忙。然而，人们有时会对自己真正的需要开不了口。设身处地去考量人们可能需要的协助，是有效助人的第一步。而作为医生而言，发现患者的需要，主动提供帮助，正是职业敏感的需要。

有时候，我们可能无法帮患者找到所有问题的答案，但可以尽力提供可用资源——别的医生、专家、医院，可以主动为对方打几通电话，连结人脉；也可以找相关的书籍给他们阅读；或是干脆提供一个躲避的空间，让他们得以平静地寻找自己的答案。

生老病死，是难以抗拒的自然规律，即使是再坚强的人也会希望得到关心和安慰，以帮助他们走出这一片生活中的阴暗地带。如果你保持缄默只会使他认为你对此毫不在意。可是，当你对她所遭安慰并不等同于治疗。治疗是要使人改变，借改变来断绝苦恼；而安慰则是肯定其苦，不试图做出断其苦恼的尝试。

遇的事件毫无切身经验而感到不知如何去安慰她时，也切不可想当然地说些泛泛的安慰话。要知道，这样不仅于事无补，反而可能会危及医患间的感情，令你得不偿失。其实你不必说很多，也不需要什么完美的词汇、堂皇的人生哲理或者专业的医学知识。只要一两句简单支持他的话，就能打破他心中的坚冰，让他释放出心底的负担，与你共同分享内心的感受。

心理专家提醒安慰者一个重要的观念："安慰并不等同于治疗。治疗是要使人改变，借改变来断绝苦恼；而安慰则是肯定其苦，不试图做出断其苦恼的尝试。"实际上，在安慰人的过程中，所提供的任何解决方法都很可能会失灵或不适用，令对方再失望一次，故而不加干预、不给见解，倾听、了解并认同其苦恼，是安慰的最高原则。

总之，作为医生而言，首先是患者的朋友，让他有个可靠的肩膀可以伏在上面哭泣。想一想你遇到这些情况时会希望听到什么样的话。其次是职业的协助，作为患者唯一可信赖的可能提供实质性支持的朋友，你应该给出什么样合理积极的建议。当患者在你的陪伴下，觉得安全、温暖，于是倾诉痛苦，诉说他的愤恨、自责、后悔，说出所有想说的话，当他经历完暴风雨之后，内心逐渐平静下来，坦然面对自己的遭遇，理性思考你的建议时，他会真心感谢你的陪伴和支持，也为医患的和谐书写了一段新的注脚。

思考题：

1. 一名男童，反复发热5年，多次检查一直未找到病因。其年轻家长来向你询问病情，你应该如何解释并给他们以安慰。

2. 中年女性，因近绝经期且家庭压力过大，出现持续的失眠、消瘦，多方面已除外器质性病变，你应如何消除她的焦虑。

3. 老人久病，子女已无经济实力继续维持治疗，作为其主治医生，应如何鼓励并安慰？

第五节　居高声自远，非是藉秋风——说服的艺术

第一次腰穿，跃跃欲试的你和惴惴不安的患者；临床抉择，继续生命与金钱的豪赌还是理性要做感情的终结。临床医学需要在说服与被说服中开始，要在信任与被信任下展开，说服患者，取得信任，是医疗活动赖以开始的基石。

一、说服的适应证

论及医学领域，或说至少在身为医学生、实习医生阶段，说服技巧的必要性并不十分明显。亦或说对这种技巧的需要并不迫切。在各种人际交往关系上，医生和患者或可列入最不对等的关系类型中去。这么说或许有些苛刻，确乎很难否认。就大多数患者对医学的了解来说，医生所掌握的专业知识对外行都无异大书。这种信息占有的极度不平衡就决定了医生之于患者处在了俯视的角度，尤其在与患者协调各种医疗决策时，而不论医生是否有此本意。这种俯视所带来的不适感，大多数时候会由于患者对医生的信赖——有时是别无选择而转瞬即逝。如是，医生与患者关系的不对等性是建立在患者对医生权威的信赖之上的。但若这种信赖存在，医生往往只需要简单的说明，甚至寥寥数语便可使患者依从。

医生的权威来自其本身的气度仪表，经验谈吐。这种形外临人的威严积年累月地浸润到了医生的“制服”中。故而穿着白大衣的医学生可以一定程度上享受继承来的权威。一个受过严格训练，医德健全的合格医学生，在多数患者眼中就是一位医生。何况在正规制度下医学生会受到住院医、住院总医师、各个科室的教学秘书乃至教授对于诊断、操作、医疗决策、治疗等各方面的指导，而医学生对患者的处置也会在各级医师的监控中。果若这套系统每个程序都顺利运行，那么医学生大抵是很少会遇到需要运用说服技巧的。

但是完美本不存在于此世间。一路顺风也锻炼不出冲天的翅膀。书本上的理论背的再熟练，运用起来也不会如“惟手熟尔”的高年资医生那样得心应手。加之一份“生命相托”的责任，新兵初

上战场，有谁不打几个哆嗦。而那点点青涩、些微笨拙、间或一两次并无大碍的失误，总会有心细、眼尖、过于忧虑病情、精神状态过于紧张、甚至当过护士的患者们，毫无保留地赠送质疑的目光。加之杏林一途，与其他职业不同，有些患者对于医师的表观年龄存有偏执。年轻的实习医常常会面对患者疑问、不配和、拒绝的时候。面对问题只有两条路，逃避问题或解决问题。请上级医师固然万全，但同时推开的是一个成长的机会。必要时运用技巧说明病人，可丰富自身临床经验，亦可锻炼与人沟通的技巧。后一点尤为重要，也是一个年轻人社会性成长的必修。

己所不欲，勿施于人。说服别人之前，首先要考虑是否必要，是否正确。政客不论自己对错都要说服选民是政治谋略。商家不管顾客是否想买都要说服人家消费是经营策略。医生不计患者是否必需都要说服患者进行某项检查或使用某种昂贵药是医德沦丧。也许对某些销售行业，说服不仅是技巧而是生存；那么对于医疗行业，尤其在身为不对等关系中强势一方的医生来说，说服必须是从以被说服方的利益为出发点进行的。尤其对于初出茅庐的医学生/实习医更是如此。也许病人的质疑会让颜面受损，但不应因此说服他做某项不必要的检查或坚持自己给他做某项并不熟练的操作（如腰穿、置胸管等某些低年资住院医也不擅长的操作）。如果患者坚持，请上级医师来给他做。真正对患者负责比面子重要的多。也许上级医师指示为某患者做某项检查或操作你觉得并无必要，多向上级医师讨教，让他说服你——说服不了自己，无法说服患者。这些前提确定了，患者又存有疑惑乃至顾虑，才有说服技巧用武之地，才应有其施展空间。

二、说服的技巧

虽说“察言观色”，一个人的服饰、神态、气质往往在语言交流之前就决定了交流的成败。如前赘述，白大衣已经为实习医生壮了声色。2006 年一项网上调查显示，大多数患者更愿相信白大衣与西装裤的搭配，只要不是太前卫或七分裤，服装应该不会成为说服患者的障碍。至于一些小饰品，对于一位医生的形象有损无益，降低个人说服力指数，非卓尔不群切勿轻易悬挂。对于一个医学生/实习医生来说，做到成熟沉稳庄重威严并非易事，那么至少要在神态上做到阳光朝气，清爽自信。常带一分笑容，多出一点成功。尤其对于患者来说，没什么比医生的笑容更感宽慰的了。一位如日光春风的医生，光凭这份温暖，即可让很多患者解除顾虑，言听计从。像丢了两千块似的丧着脸，连最没主心骨的人也难说服；像谁都欠自己八百块似的横眉立目，连最没脾气的人都会心生抵触。“Smile and remain smile”不仅仅是非常时期医生应做的。也许患者正为初次住院的不适而焦躁，也许患者在为并不宽裕的经济而计算，也许患者仍为自己的身体而忧虑重重，这些时候适度的笑容，给患者多一点对康复的信心，让他/她更易接受你安排的检查、你要进行的操作和进一步如手术等治疗。

说到底，说服是要靠语言的。对于任何交流语言来说，首先必须做到的就是流畅性与条理性。磕磕绊绊容易让人误解为心里有鬼，前言不搭后语则让人不知所云。阐述一件事情前，给自己几分钟整理语言。也许觉得不需要腹稿，但总要记住，尤其对于一位医生，说出去的话宛若射出去的箭，再找回来就难了。

大多数时候，坦诚是语言最好的外衣。诚恳的为患者分析利弊，大多数患者会听从建议。但往往有时，太过专业的术语，太多操作的流程，很多行业特点的内容以及宝贵的时间都限制了一点点为患者剖析并讲得明明白白。如何用最简洁的语言传达给患者自己的意图并让人心悦诚服，是需要观察、思考与练习的。在门诊曾见到一位患骨关节炎的老人，一般情况较好，具备了行膝关节表面置换手术的适应症，老人性格较为倔强，虽然饱受疼痛折磨，但他认定止痛药副作用大就坚决不吃。可是当医生提出手术时，老人及家属却又退缩了，一再询问能否保守治疗，主治医师在交谈中迅速找到了老人的担忧所在，老人认为自己今年80岁了，不知能不能经受一场手术，于是医生就说道：“您老不要想着手术都是像开肚子那种大手术，这个手术很简单，一般来说一星期就能下地，您要觉得我夸张，那给您两周怎么也够了。再说了，您这身板，您要不说，我还真不知道是80岁，而且您要是不手术，又不肯吃药，那这个腿疼可没有什么好办法。”老人心中的顾虑终于解除，顺利地接受了手术。

语言是有立场性的，善用这点，很多时候事半功倍。当你确信某项措施对患者益处很大时，将自己的语言调整为他的立场，会收到更快更好的效果。这种药比那种药是贵一些，但是多数患者用这种效果更明显，此时，“如果是我父亲/母亲需要用药，我会给他选这种”很容易拉近医生与患者的距离。很多操作是有不适甚至是痛苦的，如结肠镜等。很多操作是有创的，即使是简单的抽血。这些都会引起患者的顾虑。简单粗暴的“这很必要”“忍耐点”等等并不能起到多大的鼓励效果。考虑一下，若自己面对这些操作，该如何说服？“这些是有些不舒服，但要是我自己花费这么多时间精力来医院/住院，我会想尽量检查全面些，清楚些”。如上述置自己于对方立场，仿佛自己先在无人的野外踩出一条小径，后来者更易跟上脚步。

语言同样是有对象性的。有些病人倾向于巨细靡遗地向医生描述自己对病情的每一分感受，并希望医生也能同样耐心详细地为自己讲解对病情的判断、进度、治疗选择等。另有些病人更愿相信说话简洁干练的医生，觉得那是一种勿庸置疑的权威的体现。前一种患者也许并没有很多生物学或医学相关专业的知识，但是医生愿耐心讲解的态度就足以说服他们相信医生的决策，即使他们并没完全弄懂。很多时候医学生会发现，患者及其家属会更乐意“扮演”求知心切的学生角色，适当的将书本或是临床中的知识讲授一下，往往不用多深入，患者已经把你归入信赖的对象中去了。有些患者个性优柔寡断，尤其是甫得大恙，家里又没个有主心骨的人，这样的患者往往会将医生看作救命的那根稻草。即使是医学生/实习医生，每个蹙眉摇头、每句谨慎措辞也会被反复思量，研究其与自己病情恶化的联系。对于这些患者，过多的解释反而会让其更加忧心忡忡，最后为其设定的每项决策都会招致反复的询问与疑虑。对这些患者表达意见时务必坚决，适当地做出“你的病情都在我们控制中”的姿态，简短确凿的阐述是最易说服该类患者的技巧。

如前已述，对于医学生/实习医生来说，确实会存在欲进行某项操作时被质疑能力的问题。其实这种问题低年资医生，甚至长相年轻的高年资医生也会遇到。如果对自己的实力有自信，可以说“我给很多病人做过这项操作，都很顺利”，也可以解释“有高年资医师指导，他会确保我来做这项操作没问题”。但如果自己不是太熟练，还是请上级医师亲临现场督导为妥。毕竟如果先夸下海口又迟迟不成功，会让自己的信用大跌。遇到有些坚持不让实习医生碰的患者，再多的解释也没用，不如早向上级医师汇报，不用对此过于耿耿于怀，这也算是说服自己吧。

思考题：

1. 当病人的病情需要安排某项有创检查，但病人拒绝，你认为医生应该在什么情况下尽量尝试说服病人，什么情况下尊重患者的意见？

2. 病人破伤风感染急性发作，面临窒息死亡，急需呼吸机支持，但其家属因担心开销过大，对呼吸机治疗持犹豫态度，你应如何劝说他接受？

3. 作为一名实习医生，在病人身上做操作时，遭到拒绝，理由是："你是实习医生"，你应该如何说服他？

参 考 文 献

1. 李峥. 人际沟通. 北京：中国协和医科大学出版社，2004，8～15.
2. 黄建始，刘华平. 护理人员奥运全科培训教材. 北京：人民卫生出版社，2006，137～165.
3. 李小寒. 护理中的人际沟通学. 北京：高等教育出版社，2006，73～90.
4. 李继平. 护理人际关系与沟通教程. 北京：北京科学技术出版社，2003，1～17.
5. 徐普. 医患沟通理论与实践. 西安：第四军医大学出版社，2003，2～43.

后 记

“有时，去治愈；常常，去帮助；总是，去安慰。”这是特鲁多（Trudeau）的名言。这句名言被镌刻在美国纽约东北部的撒拉纳克湖畔，成为医生们所遵从的行医道德准则。20世纪末，医学模式由单纯的生物医学模式转变为生物－心理－社会医学模式，以患者为中心是该模式的核心。这种医疗模式要求医务工作者认识到，病人并不仅仅是一个患病的生物体，医疗不是仅仅需要仪器、药物和手术刀，充分的人文关怀与精湛的诊疗技术在临床实践中相辅相成、缺一不可。

半个世纪以前 Francis Peabody 医生所发表的至理名言，至今仍为行医的原则：“强调病人和医生之间建立密切关系的重要性怎么也不会过分。因为绝大多数的病例，其诊断和治疗直接依赖于这种关系，临床家的基本品质之一是博爱仁慈。治疗病人的秘密就在于关心病人”。良好的医患关系的基础是医患之间的相互信任，相互之间的充分了解是达到互信的前提，而医患沟通又是达到相互了解的最好方法。医患沟通细节的失败，往往会导致医患信任的缺失，进而抹杀医务工作者的许多努力。临床实践中许多医患纠纷的起因常常就是医患沟通的不足造成的，而这正反映了我们的医学教育对医学生沟通技巧训练的匮乏和人文素质培育的不足。

没有任何一种职业比作医生更为困难，医生不仅需要医学科学知识，还需要历史、文学、艺术等方面的知识。医生不仅需要操作技能，还需要与患者沟通的技巧。为此，医学是医学科学与艺术的共生，医生就是科学家和艺术家的联合体。中国的现代医学教育，按照当前国内大学教育的文理科划分制度，是属于理科系统的。这一教育理念在现实中的折射，就是医学生所受的主要是自然科学的教育。这一教育模式要求所培养的医学生思维缜密，考虑问题按部就班而有条理性，这是优点，但也是缺陷。有限教育时间对人文学科教育的配比不足导致医学生的人文素养相对较差。更让人担忧的是，人文素养的缺失不仅导致医学生普遍缺乏人文关怀的情操，更使其不易审视、反思这一匮乏点。而医疗恰恰是非常需要人文关怀的事业。医学不同于理工科；医疗不是流水线，病例也不是方程式。一个病人，他首先是一个有思想、需要被关心被尊重的自然人个体，而不仅仅是一堆主诉、症状、体征等的结合体。对一个复杂的病例做出详尽周全的鉴别诊断是一个医生值得自豪的事，但对于一个病人而言，这还远远不够，他还需要更加通俗耐心的解释。

目前我国医学教育中面向医学生的关于医患沟通的教材可谓凤毛麟角。很多相关的内容分散在医学伦理学，医用心理学等课程中，而没有专门集中的论述。因此我们邀请了一批对医患沟通有经验而又有热情的医学界人士，包括医学教师、学者、临床医师、高年级医学生等，从各自的教学、临床工作实践和学习出发，通过较为系统的理论阐述，结合丰富翔实的临床案例，尝试着从沟通概论、人际沟通、语言沟通、非语言沟通、医患沟通及其技巧等多个方面，介绍医患沟通的心得体会，与广大医务工作者和医学生分享。

本书成书历经两年，在此过程中得到了北京协和医学院林长胜书记的热情支持与指导。北京协和医学院护理学院李铮教授，北京协和医学院基础医学院社会科学系马丽副教授，北京协和医学院临床医学院教育处潘慧副处长和北京协和医院李乃适主治医师为本书成稿付出了大量精力，此外，还有郑威扬、张慧、王望、周逸丹、徐强等同志参与了本事的编写工作，首都医科大学马小龙老师也曾为本书提出了宝贵意见。北京协和医学院临床医学院教育处的倪超处长、潘慧副处长结合本书内容提出设想，并由医大学生自行组织并设计进行了一次调查人数逾两千的大规模医患沟通现状调查，期间得到了基础医学院教育处刘英处长、社会科学系翟晓梅教授和流行病学系黄建始教授的悉心指导和大力支持，为本书提供了重要的写作素材，在此一并致谢，并同时感谢郑威扬、王望、顾琳、徐强、潘慧、张瀚、郭潇、单鹏、罗婷婷、王娟、陈芷珉、赵明利等同学在调查过程中的辛勤付出。

由于编者个人身份、阅历的不同，本书各章节间的语言风格难免不一而同，有些看法有所疏漏在所难免。欢迎广大医学界同仁和读者不吝指出错误，以促改进，共同进步。

李学旺

2008 年 7 月